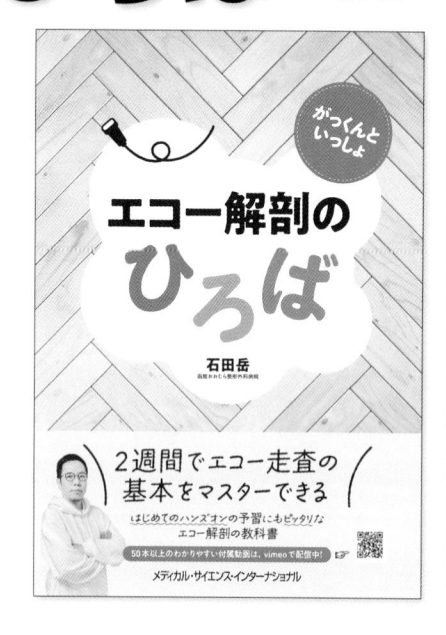
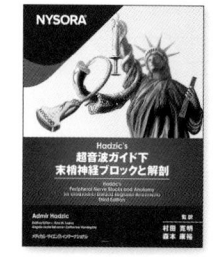
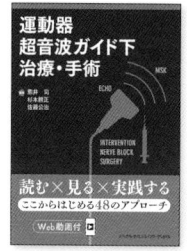

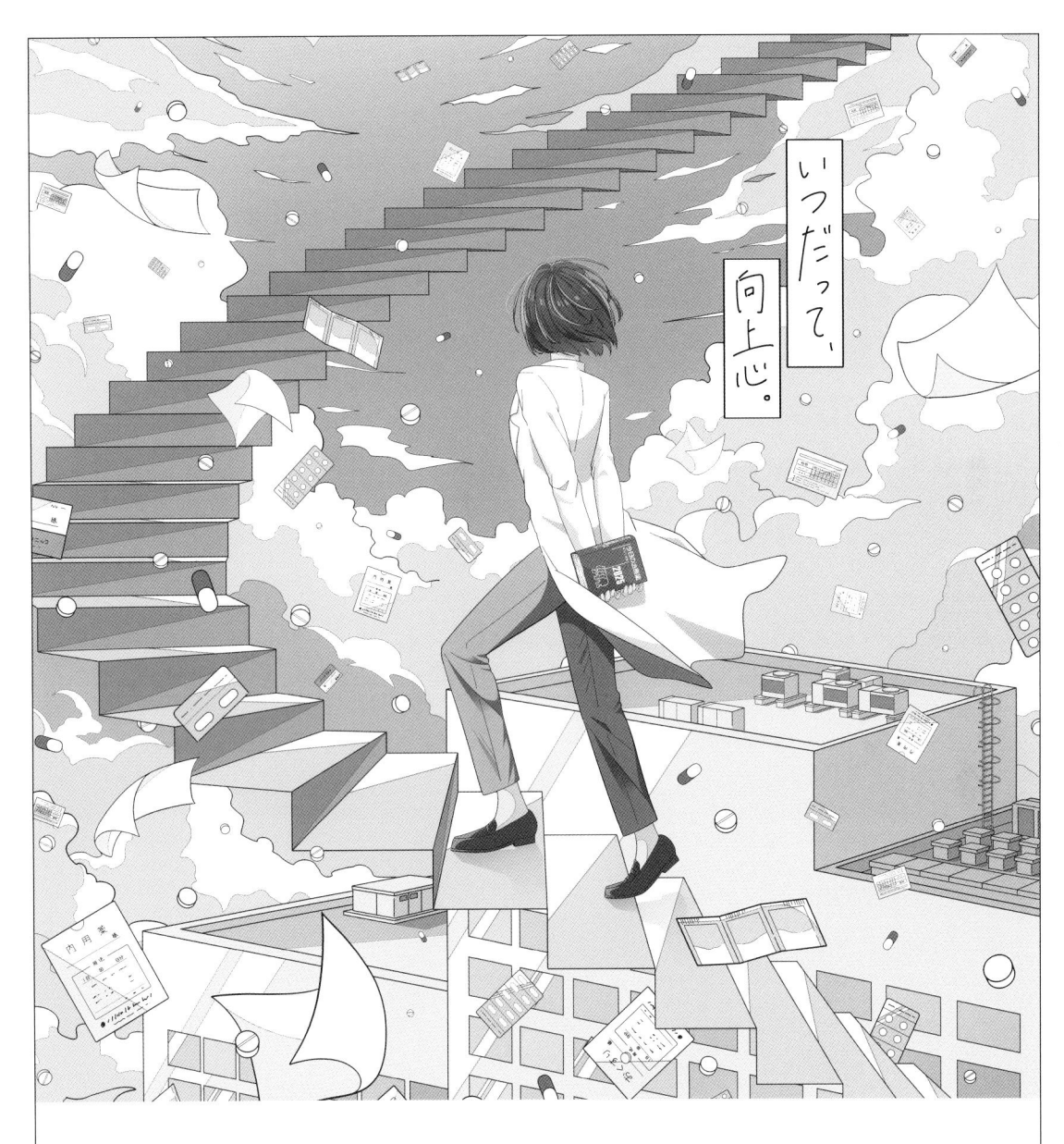
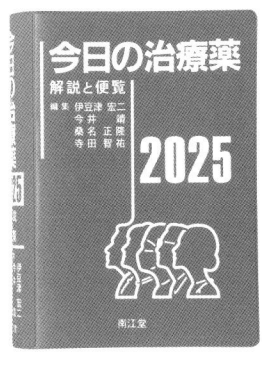
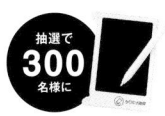

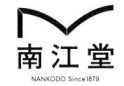

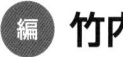
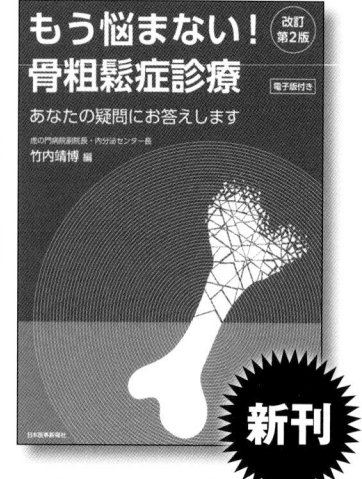

腰痛は疾患名ではなく症状のひとつですが,「腰痛症」という疾患名が多くの疾患を含むひとつのカテゴリーとして,日本整形外科学会の用語集にも掲載されています。

2022年度の国民生活基礎調査によれば,男性でも女性でも病気や怪我など何らかの症状のある有訴率は,腰痛が第1位で肩こりが第2位となっています（第3章参照）。80％の人が生涯で一度は腰痛を患うとも言われています。

デスクワークや運転などで同じ姿勢で座っていることが多い職業や,運輸・宅配・介護などで重い物や人を抱えることの多い職業も増え,さらにストレスの多い時代ということもあり,腰痛は個人にとっても社会にとっても大きな負担になっています。

本文でも説明しますが,労災で一番多い原因・疾患は腰痛です。産業医の先生が腰痛で相談を受けることは少なくないと思います。

筆者は腰痛の専門医ではありません。それゆえこの本では腰痛のすべてを解説することはできていませんし,筆者独特の考え方が多いかもしれません。しかし,整形外科医になってからは腰痛に何よりも興味を持ち,勤務医時代には腰痛の手術も多数行い,開業して25年になりますが,多数の腰痛患者を診療してきました。それなりに勉強をして,経験を積んできたつもりです。

この本では,主にプライマリ・ケアに携わる医師の方々を対象として,腰痛とはどのようなものか,どう考えどう対応すればよいのかを解説したいと考えています。腰痛を網羅した内容ではないので,ご批判,ご意見も多々あるかと思いますが,整形外科以外の病院の一般外来や開業の外来でも腰痛を訴える患者は少なくないと思います。その診断と治療に少しでもお役に立てれば幸いです。

2025年3月

井尻整形外科院長
井尻慎一郎

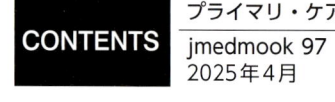

プライマリ・ケア医のための腰痛診療
jmedmook 97
2025年4月

※本書では病名や組織名は原則として，整形外科学用語集 第9版（アプリ版）に準拠して「殿部」「坐骨神経痛」「頚椎」「鼡径部」「線維」と表記しました。

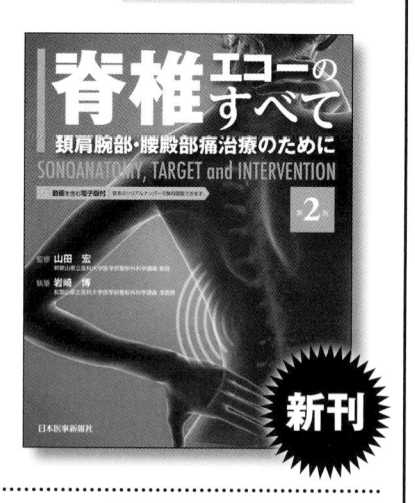

第1章

腰痛の考え方のパラダイムシフト集

▶この十数年で腰痛に関する知見や治療法がガラリと変わったことがいくつかあります。いわゆるパラダイムシフトですが，この腰痛に関するパラダイムシフト，考え方・対応の仕方の大きな変化に関して説明します。

---

1. 急性腰痛は安静より少しずつ動いているほうが早く治る
2. 急性腰痛では冷やすのは効果がなく，温めたほうがよい
3. 一時期は原因のわからない非特異的腰痛が約85％もあると言われたが，『腰痛診療ガイドライン2019』では原因不明の非特異的腰痛は約22％に減った
4. 運動療法（腰痛体操）の種類によって効果の差はない，至適な運動量，頻度，期間については不明である
5. 腰痛と職業の間に関係がある
6. 腰痛は心理社会的因子と関係がある
7. 発症後4週間未満の急性腰痛と発症後3カ月を超えた慢性腰痛では，その後の経過が大きく異なる
8. 急性腰痛と慢性腰痛では鎮痛薬の第一選択薬が異なる
9. 『腰痛診療ガイドライン2012』では，急性腰痛は発症後4週までX線検査を必要としないとなっていたが，4週間未満でもやはりX線検査は必要
10. 腰椎牽引は効果がはっきりしていない

▶この章では，主に『腰痛診療ガイドライン2012』[1]（以下，GL2012）と『腰痛診療ガイドライン2019』[2]（以下，GL2019）から引用しています。

▶なお，GL2019では論点に対して推奨の強さを次の4つに分類しています。

1：行うことを強く推奨する
2：行うことを弱く推奨する（提案する）
3：行わないことを弱く推奨する（提案する）
4：行わないことを強く推奨する

さらに，エビデンスの強さも4つに分類しています。

A（強）：効果の推定値に強く確信がある
B（中）：効果の推定値に中程度の確信がある
C（弱）：効果の推定値に対する確信は限定的である
D（とても弱い）：効果の推定値がほとんど確信できない

1 急性腰痛は安静より少しずつ動いているほうが早く治る

▶「腰痛の治療に安静は必ずしも有効な治療法とはいえない。急性腰痛に対して，痛みに応じた活動性維持は，ベッド上安静より疼痛を軽減し，機能を回復させるのに有効である」「職業性腰痛に対しても，痛みに応じた活動性維持，より早い痛みの改善につながり，休業期間の短縮とその後の再発予防にも効果的である」(GL2012, p38-39)

▶長い間，医療界でも民間療法界でも，急性腰痛に対しては安静にするように指導されてきました。動くと痛いので安静にするというのは人間に限らず動物でも同じです。身体のどこかが傷ついたり炎症を起こしたりしているときは，確かに安静にするのが最初にとるべき治療とも言えます。

▶しかし，急性腰痛に関しては安静にすればするほど，いよいよ動き出すときにまた強い痛みが生じてもう一度安静にせざるをえず，その痛みの恐怖から日常生活に戻るのがどんどん遅くなる傾向にありました。GL2012では急性腰痛に安静はよくないとされ，以降の治療に大きな変化がみられました。GL2019では少し表現が変わりましたが，やはり安静よりも活動性維持のほうが有用とされています。

▶「急性腰痛に対しては，安静よりも活動性維持のほうが有用である。一方，坐骨神経痛を伴う腰痛では，安静と活動性維持に明らかな差はない」(GL2019, p31-33)(推奨度2，エビデンスの強さC)

▶これに関して筆者は患者に，「あまり安静にしすぎると，初めて起きて動くときに激痛を生じてまた寝込むことになるかもしれない。腰痛があっても少しずつでも動いて活動するほうが痛みを小分けできる」と説明しています。肩関節周囲炎（いわゆる五十肩）でも，痛いからといって動かさないと，どんどん筋肉や靱帯が拘縮して，動かすときにますます痛みを感じるようになります。抗炎症薬の湿布や経口薬，注射などを利用しつつ，痛くても少しずつ動かしていくことで翌日には少し動くようになっていきます。

▶急性腰痛はドイツ語では「魔女の一撃(Hexenschuss)」とも言われるほど激痛を伴うことがありますが，それでも少しずつでも動かしていくことで，より早く日常生活に戻ることができるのです。

急性とは限らないけれど，やはり安静にしたほうがよい腰痛

① 感染性脊椎炎〔化膿性脊椎炎あるいは結核性脊椎炎（カリエス）〕

▶脊椎椎体および椎間板などの感染は椎体がスポンジ状の海綿骨構造であり，椎間板に血行が乏しいことから，治癒させるのは簡単ではありません。適切な治療をしつつ，局所あるいは全身の安静が大事になります。2椎間くらいで小さくて感染が軽度の場合は，コルセットなどを装着しゆっくり立位歩行することも可能ですが，炎症が強い場合はベッド上安静や硬性コルセット，あるいはギプスベッドなどが必要になることがあります。

▶30年以上前には感染性脊椎炎に手術で固定する，特に金属を挿入して固定することは禁忌でしたが，現在では感染巣に触れずに上下の健常椎体同士で金属固定する手術で，

むしろ感染巣を安静にする治療法も開発されています。

▶ 脊柱管に膿瘍が波及したり，椎体が破壊されたりすると下半身麻痺を生じる危険性があるため，まずは見逃さないことと，迅速な診断と治療が必要となります（第10章 11.化膿性脊椎炎，12.結核症脊椎炎で後述）。

② 脊椎骨折

▶ 交通事故や高所からの転落など，高エネルギー外傷による脊椎骨折では安静が必要です。しかし骨粗鬆症がベースにあって生じる圧迫骨折では多くの場合，脊柱管内に骨片が飛び出すことは少なく，椎体の前方部分（anterior column）だけが骨折して圧壊し，椎体後面（脊柱管前面）のmid columnに骨折がなく安定していれば，硬性コルセットや体幹ギプスを装着すればベッド上安静は必要ありません（椎体前方が台形に縮小するタイプの骨折）。

▶ 骨折部が不安定でグラグラ動くような場合や，mid columnも骨折して椎体全体が狭小して圧壊するタイプの骨折は，程度によりベッド上安静か，コルセット・ギプスを装着してゆっくり日常生活を送らせるかを判断します。下肢麻痺があれば手術も考慮します。

③ 転移性脊椎悪性腫瘍

▶ 脊椎の原発性悪性腫瘍は稀で，多くの場合は肺癌・乳癌・前立腺癌などの転移性腫瘍がほとんどです。椎体の破壊が生じると下半身麻痺の危険性があるので，程度により，コルセット・ギプスで多少動くことを許可するか，ベッド上安静にするかは，原発巣診療の担当医師と相談しながらの判断になります。進行性なので抗がん剤や放射線治療とともに，手術による固定術が必要になることがあります。

② 急性腰痛では冷やすのは効果がなく，温めたほうがよい

▶ GL2012では「温熱療法は，急性および亜急性腰痛に対して短期的には有効である。寒冷療法の腰痛治療に対する質の高いエビデンスは存在しない」とあり，GL2019でも「腰痛に対する温熱治療を弱く推奨する」（推奨度2）となっています。そしてGL2012同様に「表面的な低温療法に関する研究は報告されていない」となっています。

▶ 手足の打撲や捻挫などの急性期には，表面を冷やすことがしばしば行われます。急性期の痛みと炎症を抑えるためですが，GL2012以前は，医療現場でも民間療法現場でも急性腰痛，いわゆる「ぎっくり腰」に対しては冷やすことがほとんどでした。

▶ 筆者はずっと以前から急性腰痛に対しても初めから温めたほうがよいと考えて，そのように治療してきました。急性腰痛を冷やさずに，初めから温めると痛みが軽減しやすい理由として，筆者は次のように考えています。

▶ 急性腰痛のほとんどの原因が，脊柱起立筋や椎間関節の捻挫，さらに奥にある椎間板の亀裂など，腰の皮膚表面から深い部位にあります。それら椎間関節や椎間板の周囲の筋肉に多少なりとも攣縮（spasm）が生じており，最初から温めたほうが筋肉の攣縮を

ほぐす役割を果たし，痛みが軽減すると考えています．冷やすと筋肉がむしろこわばり，痙縮が収まらないと思います．

【コラム：怪我をしたら，冷やす？　温める？】
　急性腰痛の原因のひとつは椎間関節や筋肉の捻挫，つまり怪我ですが，前述のように腰痛の場合は怪我でも最初から温めたほうが早く治ります．

　それでは一般的に手を打撲したときや足関節を捻挫したときに，冷やす・温めるは，どう使いわければよいのでしょうか．怪我をしたときは「最初は冷やし，その後は適当な時期から温める」のが正しい対処法です．

　たとえば，太腿を打撲したときに内出血した箇所を温めると血行が良くなり，さらに内出血が進んで腫れが増してしまいます．怪我の直後は痛めた箇所を冷やし，血管を縮小させて内出血を減らし，腫れを抑えます．痛みの感覚を麻痺させる効果もあります．

　しかし，低温にしすぎると凍傷になってしまう恐れもあるので，冷やすときはビニール袋に氷水を入れたくらいの温度が最適です．また，長時間冷やし続けると組織の血行が悪くなり，酸素や栄養が足りなくなってしまうので，怪我の状態にもよりますが，冷やす時間は数十分から1〜2時間程度にしておきます．最近では，凍傷を防ぐために間欠的に冷やし，間に冷やさない時間をつくるほうがよいとされつつあります．

　内出血は打撲してから1〜2日で止まり，腫れがピークに達するので，それ以降は逆に温めて血行を良くし，組織の活性と再生を促します．血行は，組織に酸素や栄養を補給し，老廃物を捨てる上でも大切です．冷やす時間，温める時間は怪我の状況や部位によって異なりますが，入浴時に患部を温めた際にズキズキ痛むときは，まだ急性期なので冷やさないといけません．逆に患部が気持ちよければ急性期を過ぎているので，温めていい頃合いです．

3 一時期は原因のわからない非特異的腰痛が約85%もあると言われたが，GL2019では原因不明の非特異的腰痛は約22%に減った

▶ GL2012では原因不明の腰痛，いわゆる非特異的腰痛と言われる腰痛が85%もあると解説され（GL2012, p12-14），テレビなどのメディアでも，大学の整形外科医が「腰痛の原因の85%は不明で，精神科とのタイアップが必要」などと解説することがよくありました．しかし臨床現場の整形外科医からすれば，85%の腰痛が原因不明とはとても考えがたく，原因が推定される腰痛の割合はもっと多いと実感していました．

▶ GL2019では，腰痛の原因の内訳は椎間関節性22%，筋・筋膜性18%，椎間板性13%，狭窄性11%，椎間板ヘルニア7%，仙腸関節性6%と，75%以上が診断可能であり（図

1），診断不明の非特異的腰痛は22％にすぎないとされました（GL2019, p9-11）。

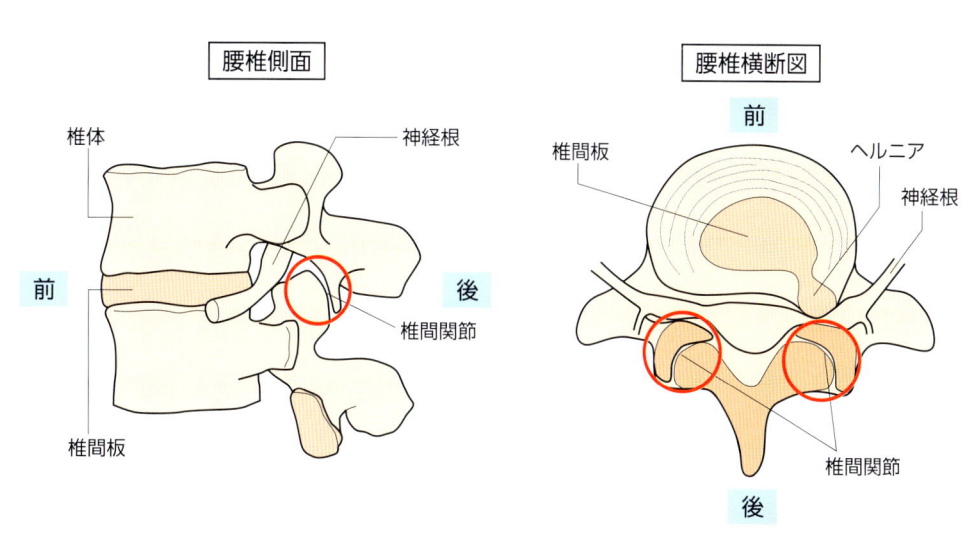

図1　腰椎の解剖図（赤丸は椎間関節を示す）

▶ 最近の研究では，残りの22％の原因不明の腰痛の解析も進んでいて，原因のひとつとして腰椎椎体の骨髄や軟骨終板の炎症・脂肪変性・骨硬化であるModic changeや，アクネ菌（*Cutibacterium acnes*）が椎体の骨髄や軟骨終板に生じさせるmild infectionにより腰痛をきたす可能性が示唆されてきました[3]。

▶ ここからは，22％の原因不明と言われる，あるいは診断がつかない腰痛に対する私見です。原因不明の腰痛には，①同じ動作を繰り返して起こる「疲労性腰痛」，②同じ姿勢を続けて起こる「姿勢性腰痛」，③高齢女性に多い「骨粗鬆症による椎体微小骨折」（microfracture）による腰痛があると筆者は考えてきました。

▶ これらの疲労性腰痛や姿勢性腰痛，微小骨折による腰痛は整形外科の教科書にはほとんど記載がありません。しかし外来診療で多数の腰痛患者を診てきた経験から「疲労性腰痛」「姿勢性腰痛」「骨粗鬆症による椎体微小骨折」の3つの腰痛が，先ほどの原因不明の22％の中にあると確信するようになってきました。

▶ 疲労性腰痛や姿勢性腰痛は，後述する労災（第11章）や産業医が扱う腰痛（第12章）にも大きく関連します。

（1）疲労性腰痛

▶ 疲労性腰痛とは，同じ動作を繰り返すことにより腰部の脊柱起立筋や大腰筋，椎間関節などの疲労と炎症をきたして腰痛を生じるものです。労災では運送業や介護に関わる人，保育士などに腰痛が増えていますが，X線やMRIで明らかな原因が見つからない場合に，これが腰痛の原因であることが少なくありません（第11・12章参照）。

（2）姿勢性腰痛

▶ 姿勢性腰痛は疲労性腰痛と少し共通する部分もありますが，同じ姿勢を続けることに

より筋肉や関節のこわばり，血行不良などをきたして生じる腰痛です。肩こりにも通じますが，電車の運転手，デスクワークなど，同じ姿勢を続けざるをえない職業が現代社会では増えています。これも後の章で解説します。

（3）骨粗鬆症による椎体微小骨折

▶筆者が2000年に整形外科クリニックを開業した当時，背中が曲がっている高齢女性で腰背部痛を訴える患者が少なくありませんでした。1回あるいは経時的に2回X線検査をしても，明らかに新鮮な脊椎の圧迫骨折が見つかりません。ただ，脊椎の椎体で全体的に前方部分が短くなり，いわゆる楔状椎をきたし，円背になっているようなケースでした。2010年に国内でも使用可能になった副甲状腺ホルモン（parathyroid hormone；PTH）製剤のテリパラチド（テリボン®，フォルテオ®）を脊椎圧迫骨折のある患者に皮下注射して治療するようになりました。そうする中で，それまで頑固な腰背部痛を訴えていた患者が減ってきた感触がありました。もちろん筋肉や椎間関節などの炎症による腰背部痛もありますが，テリパラチドにより強力に骨粗鬆症を抑え，微小な椎体骨折を予防できているために腰背部痛が減ったとの印象です。背中が曲がってくる患者の脊椎に明らかな圧迫骨折はなくても，テリパラチドの効果でさらなる微小椎体骨折を防いだために，持続する腰背部痛が軽減した可能性が高いと考えています。

4 運動療法（腰痛体操）の種類によって効果の差はない，至適な運動量，頻度，期間については不明である（GL2012, p48-53, GL2019, p53-55）

▶GL2012が出版されるまでは，運動療法として腰を丸めるウィリアムズ（Williams）体操や，その反対に腰を反らすマッケンジー（McKenzie）体操などを中心として，様々な体操が溢れかえっていました。GL2012では，運動療法は，①4週間未満の急性腰痛には効果がない，②4週間以上3カ月未満の亜急性腰痛に対する効果は限定的である，③3カ月以上の慢性腰痛に対する有効性には高いエビデンスがある，④運動療法の種類によって効果の差は認められない，⑤至適な運動量，頻度，期間については不明である，とされました。それまでウィリアムズ体操やマッケンジー体操を推奨する発表や論文が多数ありましたが，このガイドラインが出版されてからはそれらの体操法はかなり下火になりました。

▶GL2012が出版される数年前に，ある腰痛シンポジウムで腰痛治療の体操のセッションがあり，ウィリアムズ体操やマッケンジー体操が腰痛治療に役立つという医師などがそれぞれ発表していました。そのセッションの最後に，シンポジウムの会長でそのセッションの座長をされていたある大学の教授が，500人近くのおそらく脊椎専門医の聴衆に，挙手によるアンケートを採りました。「ウィリアムズ体操がよいと思う方」「マッケンジー体操がよいと思う方」「どちらでもなくそれ以外と思われる方」と3つの選択肢でした。ウィリアムズ体操もマッケンジー体操も挙手をした医師は少なく，「それ以外」に挙手をした医師が大多数でした。筆者も「それ以外」に挙手をしました。GL2012

が出版される前から，脊椎専門医は体操の種類には効果の違いがないことを実感していました。

▶ GL2019では，「慢性腰痛に対する運動療法は有用である」が推奨度1とされ，「急性腰痛および亜急性腰痛に対してはエビデンスが不明である」として推奨度なしとされました。「……慢性腰痛に対する運動療法は強く推奨される保存的治療のひとつといえる。ただし，現時点では効果的な運動療法の種類を明確に示す論文はなく，運動療法の長期的な効果は明らかになっていない」と解説されています。

▶ 最近では腰痛の種類によってそれぞれ適切な腰痛体操が提唱されつつありますが，一般外来に来院する腰痛患者に，ピンポイントに適切な体操を見つけることも，またそれを指導するのも患者に実践してもらうのも困難です。要はじっと同じ姿勢をとりすぎない，どのような体操でもよいので少しでも腰を動かすということに意義があります。

【コラム：筆者のおすすめ体操─いつでもどこでも気楽に適当に】

　筆者は医師になって43年のうち35年間もの長きにわたる腰痛の歴史を持っていて，2回腰椎の手術を受けており，金属固定もしています（付録「私の腰痛35年史」参照）。その腰痛の経験から患者に運動療法として説明しているのは，図2に示す3つの体操です[3]。3次元のx, y, z軸のそれぞれの方向に動かす感覚です[4,5]。立ってこの体操をしてもよいのですが，高齢者だと転倒の危険があるので，なるべく背もたれのあるしっかりとした椅子に座って体操をするほうが安全です。また骨粗鬆症がある場合に深く前屈すると脊椎の圧迫骨折を引き起こす危険性があるので[6]，前屈は軽くにとどめるように説明しています。

　体操の1つめは，両手指を頭の上で組んで手のひらを天井に向けて左右に身体を曲げます。肩関節周囲炎（五十肩）などで肩が上がらない場合は，胸の前で両手指を組んで身体を左右に曲げても大丈夫です。あまり曲げすぎて倒れないように，ほどほどで結構です。これを2～3回します。両手を天井に向けて伸ばすと背伸びの格好になり，上半身の筋肉のストレッチと深呼吸にもなり，気分転換もできます。

　2つめは，両手を胸の前で組んで（合わせるだけでもよいです）身体を左右にゆっくりと捻ります。無理をすると捻挫（いわゆるぎっくり腰）を生じる危険性があるので，少し痛いと思う程度までゆっくりと左右に交互に捻転します。

　最後の3つめは，両手を左右それぞれの膝の上に置いて，ゆっくりと前へ身体を倒します。続いてゆっくりと身体を起こして上半身を反らせます。背もたれがないと後ろへ転倒する危険性があるので，背もたれがあるほうが安全です。前屈はあまり深く曲げすぎないようにします。前述のように骨粗鬆症がある場合，深く前屈すると脊椎の圧迫骨折を生じることがあるため，深く曲げる必要はありません。むしろ反らすほうが有効です。松平浩医師は腰痛に対する体操の効果を研究していますが，1つだけ体操をするならゆっくりと反らす体操を勧めています[7]。

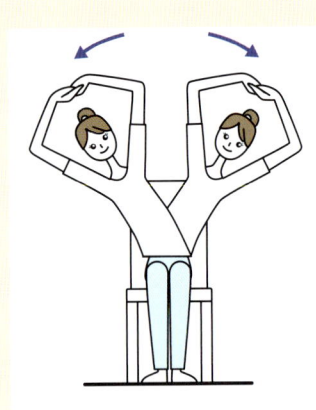

①両手を組んで反らせて無理な
　く背伸びをし、左右にゆっく
　り身体を曲げる

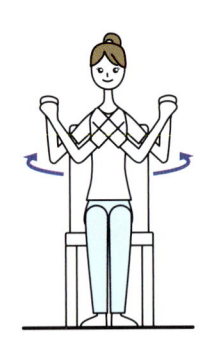

②両手を胸の前で組み、左右に
　無理なくゆっくり捻る

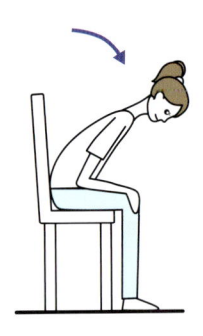

③両手を膝の上に置き、上半身を
　軽く前に曲げ、元の位置にゆっ
　くり戻す（深く曲げすぎない）

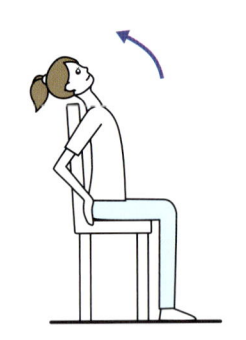

手を腰にあて、後ろに転ばない
ようにゆっくりと上体を反ら
し、元の位置にゆっくり戻す

図2　椅子に座って行う簡単な腰痛体操

▶ GL2012にもありましたが、腰痛体操は種類によらず効果的ではあるが、至適な運動量、頻度、期間については不明とされています。日本人は几帳面な性格で「1日何回、1度に何回体操をすればよいですか？」などの質問をよく受けますが、筆者はいつも「体操はいつでもどこでも適当に」と答えています。何回するかと考えるより、とにかく動かすことに意義があると説明しています。

▶ アスリートの腰痛の治療は少し異なり、それぞれのスポーツに合わせてそれぞれの選手の問題点を考慮して、インナーマッスルなど個々の筋肉をターゲットにした体操が必要かもしれませんが[8]、一般人の腰痛に対する体操であれば、簡単な体操が安全で長続きします。その意味では筆者はラジオ体操を患者には勧めていません。ラジオ体操は米国の民間保険会社のラジオ体操をモデルに、1928年に逓信省簡易保険局によって制定されたもので、とっくに米国では廃れていますが、わが国では全国各地で毎朝ラジオ体操がされています。確かに身体全体を動かすことができますが少し複雑で長く、筆者には毎日などとてもできない体操です。忙しい勤労者や覚えるのが大変な高齢者

には，前述のようないつでもどこでも簡単にできる体操がベターと考えます。

▶急性腰痛に対しての運動療法は，GL2012では効果がない，GL2019ではエビデンスが不明であるとされましたが，筆者はよほどの激痛でない限り，急性腰痛でもできる範囲から少しずつ腰を動かしていくほうが早く治ると説明しています。

▶本章の1でも説明しましたが，急性腰痛に安静はよくなく，日常生活動作を維持するほうが早く腰痛が治るとされています。日常生活動作を維持するだけでは，立ったり座ったり歩き始めたりの動き始めや，不意の動作のときに腰痛を感じやすいため，少しでも体操して身体をほぐしておくほうがさらに早く治るというイメージです。また，動き始める前にアイドリング，つまりウォーミングアップをしておくように心がけます。

▶後にも述べますが，身体の肉体的な健康保持には筋力などを鍛える「歩く」ことと，身体をほぐす「体操」の両輪が大事だと考えています。急性腰痛でも少しずつ（これが大切ですが，少しだけ痛みを感じるほどに）身体・腰部をほぐしていき，徐々に柔軟にしていくことが肝要だと考えています。

▶GL2019では急性腰痛に対する運動療法のエビデンスは不明とされましたが，いずれ急性腰痛に対しても徐々に運動量を増やす簡単な体操が有効であるとされる日が来ると信じています（図3）。

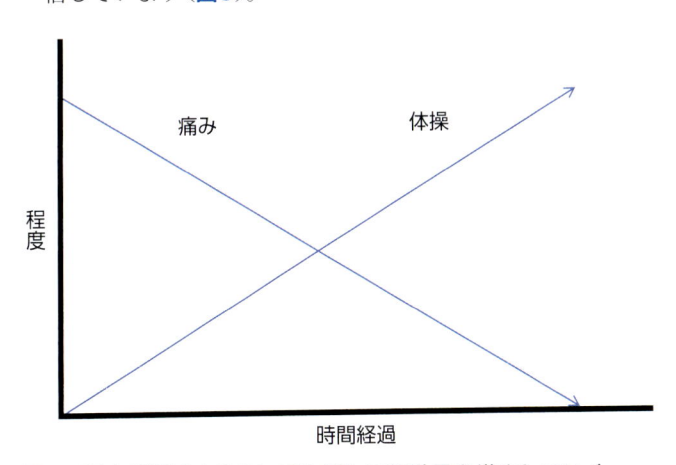

図3　腰痛が軽減するのに反比例して運動量を増やしていく

5　腰痛と職業の間に関係がある（GL2019, p18-19）

▶腰痛と職業に関する日本国内の疫学調査では，運輸71〜74％，清掃69％，看護46〜65％，介護63％の従事者に腰痛が報告されています。農業従事者や看護師なども腰痛との関連が認められていますし，保育士も同様です。身体的負荷の大きい重労働が腰痛発症の危険因子とされています。

▶筆者のクリニックにも多数の腰痛患者が来院しますが，やはり運送業や宅配業，介護や保育士などの職業が腰痛をきたしやすいようです。特に最近ではインターネットで商

品を買うことが一般的になり，宅配業に従事する人の腰痛は多くなっています。また介護現場では，小さな女性が寝たきりの体重の大きな人を介護することもあり，特に入浴介助ではかなりの負担になるために，腰痛がかなり多い印象です。

▶ また，GL2012でも指摘されていましたが，GL2019では，職場における腰痛発症の心理社会的因子として，仕事に対する満足度，仕事の単調さ，職場の人間関係，仕事量の多さ，精神的ストレス，仕事に対する能力の自己評価は腰痛の発症と強い関連があるとされています。予後不良因子としては，仕事に対する低い満足度，うつ状態，低い社交性，恐怖回避信念（理由もなくだんだん悪くなると信じ込むような破滅的解釈）などがあるとされています。

▶ 仕事に対する不満や職場での人間関係の悪さが，腰痛のみならず精神的にも肉体的にも悪影響が出ることは誰でも想像に難くないと思います。これは産業医の先生方にも関わる問題です（第12章参照）。

6 腰痛は心理社会的因子と関係がある（GL2019, p20-21）

▶ 腰痛の治療成績と遷延化には，心理社会的因子が強く関連するとされています。4週以内に起こった急性腰痛が3カ月以上続く慢性腰痛に遷延化する予後不良因子として，高齢や下肢の神経痛以外に，以前からの腰痛の既往歴，うつ，仕事上の問題・不満があるとされ，うつが腰痛の危険因子とする報告が多いと説明されています。うつなどの精神的な問題があれば，心療内科とのタイアップが必要になります。

7 発症後4週間未満の急性腰痛と発症後3カ月を超えた慢性腰痛では，その後の経過が大きく異なる（第3章参照）（GL2019, p12-14）

▶ 急性腰痛と慢性腰痛はその原因や治療法，経過がかなり異なることがGL2019でははっきりと示されました。これはとても大事なことで，患者を診療するときも自分自身に腰痛が生じたときにも知っておくべきことだと思います。

▶ GL2019では「腰痛の自然経過はどのようであるか」とのクエスチョンに対して，①急性腰痛患者の自然経過は，自然軽快を示すことが多く，おおむね良好である，②慢性腰痛患者の自然経過は，急性腰痛に比べて不良である，③心理社会的要因は，腰痛を遷延化させる，④身体的・精神的に健康な生活習慣は，腰痛の予後によい，とされました。

▶ 急性腰痛は多くの場合，原因がある程度わかります。重い物を持ったときに生じた，洗面で腰をかがめた瞬間に生じた，長時間運転した，引っ越し作業をしたなど，腰部のどこかに怪我をした場合や，使いすぎや同じ姿勢の持続による疲労性・姿勢性の原因などがはっきりすることがしばしばです。

▶ もちろん，特に前日に何かをしたわけでもなく，起きるときに捻ったわけでもないのに朝起きたら腰痛があったとか，午前中は何もなかったのに午後から徐々に腰痛が生じ

たなど，原因不明の場合もあります。これら原因不明の場合でも，急性の場合は何か小さな捻挫をして徐々に炎症が強くなる，数日間の疲労が閾値を超えた，あるいはたまたま寝たときの姿勢で痛みを生じた，などで発症日が特定できることが多く，またストレスや精神的な要素が否定されることがほとんどです。

▶ 想像して頂きたいのですが，明らかに足関節を捻挫したら誰でも怪我だと認識できます。しかし，たとえばわずか1〜2cmの小さな段差があって，少しだけ足関節を捻った場合には，痛みが瞬間的であれば多くの人は小さな怪我をしたことを認識しないまま忘れると思います。でも小さな怪我がきっかけで，歩いているうちに徐々に炎症が増悪して足関節の痛みと腫脹をきたすことが少なくないのです。我々は気がつかないまま結構小さな怪我をしています。

▶ 整形外科にシャルコー（Charcot）関節という病気があります。糖尿病や脊髄癆などが原因で痛覚障害があり，気づかないうちに微小な怪我を繰り返すために膝関節や足関節が著明な破壊と変形をきたす疾患です。シャルコー関節の患者は小さな怪我には気づかないのですが，一般人でもごく小さな怪我なら気づかないか，あるいは一瞬の痛みなら意識に残らないことも多いと考えます。

▶ 急性腰痛の場合は，原因が怪我や疲労などとわかっている場合でも，明らかな原因がわからない場合でも，自然経過は良好です。無理をせず，しかし日常生活を維持しながら，適宜抗炎症薬の貼付薬や経口薬などを痛みに応じて使えば，多くの場合数日〜数週間で腰痛は軽減し消失します。この場合は，局所の炎症を抑える非ステロイド性抗炎症薬（NSAIDs）が効果的です（第9章参照）。GL2019でも急性腰痛の鎮痛薬の第一選択薬にNSAIDsを示しています。

▶ これに対して，3カ月以上続く慢性腰痛はなかなか簡単には軽減しません。以降の章でも解説しますが，慢性腰痛の原因は様々で，単なる怪我や炎症，使いすぎだけではないことがほとんどです。たとえば生産ラインで長時間立って腰を前屈する仕事に従事している人の腰痛ならば，原因である仕事を簡単には替えたり改善したりすることができません。職場の人間関係や本人が抱える精神的な問題などが原因であれば，そう簡単には腰痛は改善しえないでしょう。GL2019（p12-21）にも，腰痛の予後には職業，職場の環境，対人関係の悪化や仕事のやりがいのなさなどが大きく影響する，と解説されています。

▶ さらに，腰椎そのものに椎間板ヘルニアや腰部脊柱管狭窄症，不安定性脊椎症などがある場合は，その根本原因の治療が必要になります。整形外科以外の他科的疾患の鑑別も必要になります。原因の見きわめも簡単ではありませんが，治療も単純に抗炎症薬だけでは痛みが軽減しないことが慢性腰痛の特徴です（第5章参照）。

8 急性腰痛と慢性腰痛では鎮痛薬の第一選択薬が異なる（第9章参照）（GL2019, p34-44）

▶「腰痛に薬物療法は有用か」というクリニカルクエスチョンに対して，GL2019では「薬物療法は疼痛軽減や機能改善に有用である」（推奨度1）としました。ただし，急性腰痛と慢性腰痛ではそれぞれ推奨される薬剤が異なっています。

▶急性腰痛の薬剤としてNSAIDsが推奨度1，エビデンスAになっていて，筋弛緩薬は推奨度2，エビデンスC，アセトアミノフェンは推奨度2，エビデンスD，弱オピオイドは推奨度2，エビデンスC，ワクシニアウイルス接種家兎炎症皮膚抽出液（ノイロトロピン®）は推奨度2，エビデンスCになっています。

▶これに対して慢性腰痛の薬剤では，エビデンスの強さやガイドライン委員会の合意率の高さの順に，セロトニン・ノルアドレナリン再取り込み阻害薬（デュロキセチン）が推奨度2，エビデンスA，弱オピオイドが推奨度2，エビデンスA，ワクシニアウイルス接種家兎炎症皮膚抽出液が推奨度2，エビデンスC，NSAIDsが推奨度2，エビデンスB，アセトアミノフェンが推奨度2，エビデンスD，強オピオイドが推奨度3，エビデンスD，三環系抗うつ薬が推奨度なし，エビデンスCとなっています。

▶鎮痛薬については第9章で詳しく解説しますが，この十数年で，従来のNSAIDsやアセトアミノフェン（カロナール®など）以外にも様々な種類の鎮痛薬が使えるようになってきました。

▶局所の急性炎症を抑えるのは現在でもNSAIDs（やステロイド）が最重要の薬剤ですが，慢性疼痛になると，NSAIDsの効果が出にくくなります。炎症は既に治まっているのに痛みを感じる状態には，局所のプロスタグランジンを抑制して炎症や痛みを抑えるNSAIDsではほとんど効きません。このような場合にセロトニン・ノルアドレナリン再取り込み阻害薬，弱オピオイド，ワクシニアウイルス接種家兎炎症皮膚抽出液，アセトアミノフェンなどを腰痛の考えうる原因に応じて適宜使いわける，あるいは組み合わせて使うことが必要になります。

9 GL2012では，急性腰痛は発症後4週までX線検査を必要としないとなっていたが，4週間未満でもやはりX線検査は必要（GL2019で削除）

▶各科で様々なガイドラインが作成されています。筆者もGL2012, GL2019以外にも整形外科的なガイドラインをいろいろ購入し勉強しています。しかし，ガイドラインは変更もあり進化もします。GL2012では「腰痛患者が初診した場合に必要とされる診断の手順は」というクリニカルクエスチョンに対して，結論部分に「腰痛患者が初診した場合に必要とされる診断の手順は，注意深い問診と身体検査により危険信号を察知し，重篤な脊椎疾患の存在を見落とさないことが重要である。これらの存在が疑われる場合や下肢痛などの神経根症状を伴っている場合，一定の期間（4〜6週）の保存的治療で

も改善が得られない際には，X線写真やMRIなどの画像検査を進めていくことが推奨されている」(GL2012, p26-29) とありました。

▶ 上記の，重篤な状態や下肢痛がなければ4〜6週は画像診断しなくてもよい，という解説も日本臨床整形外科学会（整形外科開業医の会）会員の間ではかなり問題視されていました。少なくとも骨をみるX線検査は腰痛診断に必須です。椎体の圧迫骨折や明らかな椎体への転移性腫瘍は1枚のX線写真でもわかることがあります。4〜6週もX線検査をしないで，その後に骨折やがんの転移が見つかった場合は訴訟問題にもなる危険性があります。

▶ 図4は筆者のクリニックに腰痛で来院した68歳の男性患者の腰椎X線とMRI画像です。X線で第4腰椎の硬化像（白く写る）があり，このX線写真だけでがんの転移を疑いました。問診で肺癌の既往があったため腰椎MRIを行い，やはりがんの転移と診断して肺癌の治療をしている病院に紹介したことがあります。

▶ 腰痛の患者には少なくとも腰椎2方向のX線は必須です。

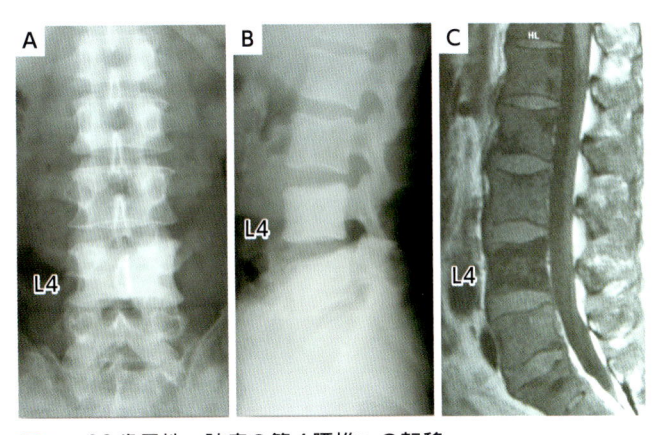

図4　68歳男性，肺癌の第4腰椎への転移
A：X線，腰椎正面（第4腰椎が白く硬化）
B：X線，腰椎側面（第4腰椎が白く硬化）
C：MRI，腰椎側面（T1強調）（第4腰椎がlow）

⑩ 腰椎牽引は効果がはっきりしていない（GL2019, p46-47）

▶ 坐骨神経痛を含む腰痛に対して，牽引療法の効果に対する大規模な質の高い研究はなく，まだまだ議論の余地がある治療法です。開業医の会である日本臨床整形外科学会でも腰椎牽引の効果のエビデンスを出す試みがされていますが，まだ効果があるとの結果は得られていないようです。

▶ 筆者は若いときに腰痛患者に牽引をして，かえって腰痛が強くなり文句を言われたことが2回あり，それからは牽引を慎重に処方してきました。25年前に開業した当初はリハビリ室に腰椎牽引装置を置いていましたが，10年ほど経過したときにあまり効果

を感じず，装置は廃棄しました．頚椎牽引装置は上肢の痺れなどの頚神経根障害には効果があると考え，現在でも設置しています．

▶人間の身体は常に重力が作用して詰まった感じなので，引っぱると気持ちよいと思います．頚椎は周囲の筋肉などが腰よりも少ないので，頚椎牽引をすれば，頚椎と頚椎の間隔が広がり，頚神経根の部分での圧迫が少しの時間でも軽減されて炎症が収まりやすいと考えます．

▶しかし，腰椎は周囲に内臓や筋肉が分厚く存在するので，牽引しても腰椎と腰椎の間隔が広がることはほとんどないと想像します．筆者は腰椎牽引に対して否定的です．GL2019では，牽引療法は推奨度2，エビデンスCで，「行うことを弱く推奨する」となっています．

◀文献▶

1) 日本整形外科学会診療ガイドライン委員会，他，編：腰痛診療ガイドライン2012．日本整形外科学会，他，監．南江堂，2012．
2) 日本整形外科学会診療ガイドライン委員会，他，編：腰痛診療ガイドライン2019．改訂第2版．日本整形外科学会，他，監．南江堂，2019．
3) 西良浩一，編：非特異的腰痛の解体新書．文光堂，2023．
4) 井尻慎一郎：ドクター井尻の首・腰・関節の痛みに効くかんたん体操．創元社，2018．
5) 井尻慎一郎：腰痛はガンでなければ怖くない．創元社，2015，p90．
6) 宮腰尚久：Jpn J Rehabil Med. 2019；56(5)：367-70．
7) 松平 浩，監：10秒でつらい痛みが消えた！ 腰痛これだけ体操．宝島社，2022．
8) 金岡恒治，他：腰痛のプライマリ・ケア．文光堂，2018．

【コラム：腰痛体操・少し上級編】

　本書の第1章 4で「運動療法（腰痛体操）の種類によって効果の差はない，至適な運動量，頻度，期間については不明である」と解説しましたが，一般の腰痛患者や腰痛予防のためには，簡単な体操を適宜，1日数回するのが毎日継続できて効果的だと思います。

　しかし近年，もう少し高度な腰痛体操もいろいろ提唱されており，ピラティスもそのうちのひとつです。ピラティスとは，ドイツ人のジョセフ・ピラティスが第一次大戦中に負傷兵のリハビリのために考案した運動療法です。床の上で器具を使わずに行うマットピラティスと，器具を使うマシンピラティスとがありますが，より簡単なのはマットピラティスです。

　筆者はピラティスを自分のクリニックの患者には行っていませんし，詳しくありませんが，興味のある方は調べて頂ければと思います。

　マットピラティスの基本は，仰向けに寝た状態で，主に胸と背中を膨らませて，お腹を凹ませる呼吸をしながら，常に動き続けることです。体幹のインナーマッスルである腹横筋などを鍛えて体幹を安定させます。

　「ロールアップ＆ダウン」（図1）では背中のしなやかさが得られます。また胸椎が伸展しやすいようにする「スワン」（図2）や股関節の可動域を増やす「レッグリフト」（図3）などがあります。これらの体操で，日常生活での動作による負担が腰に集中しないようにします。

　1回にそれぞれの運動を5〜6回，1日に3セットくらいが目安です。

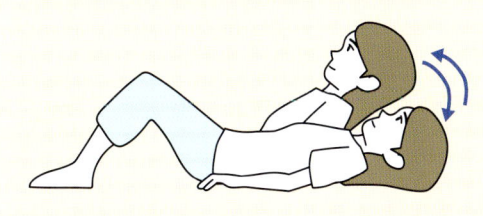

図1　ロールアップ＆ダウン
仰向けで息を吸ってからゆっくりと吐きながら，頭，胸，腰と背骨を1つずつ床から離すように上体を起こしていく
息を吸いながら背骨を長く伸ばす。ゆっくりと息を吐きながら徐々に骨盤から元に戻す

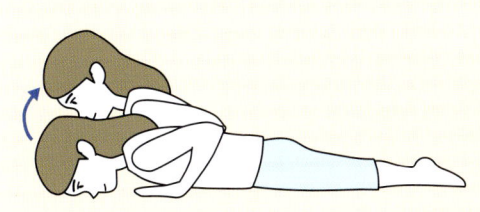

図2　スワン
うつ伏せで手のひらを床につけ，肘を天井に向ける
ゆっくりと息を吐きながら手で軽く床を押し，胸を前へ押し出すように持ち上げていく
肋骨の下が床から離れない程度に反らして，息を吸って今度はゆっくり吐きながら身体を元に戻す

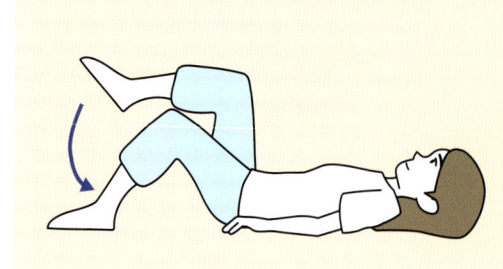

図3　レッグリフト
仰向けに寝て両膝を曲げる。両脚は少し開いておく
息を吸いながら股関節を軸にゆっくりと片脚を上げていく。大腿が床に垂直になり，下腿が床と平行になるまで
次に息を吐きながらゆっくりと下ろす
左右交互に繰り返す

第2章

腰痛や痛みに関するtips集―
患者に聞かれたときに説明しやすいように

1　腰痛は仰向けに寝るのがよい？

▶まっすぐ上を向いて寝るのは何となく正しい寝方のように思えますが，腰痛持ちの方は，横向きに寝て軽く腰を曲げ，股関節や膝の関節を少し曲げた状態で寝るのがベストです。たまにうつ伏せで寝る方がいますが，うつ伏せ寝は腰を反らせることになるので，かえって腰痛をひどくする恐れがあります（図1）。

▶腰を反らせる体操はよいのですが，反ったままの姿勢を続けると脊柱管や神経根の出口である椎間孔が狭くなり，腰痛や神経痛を起こしやすくなります（図2・3）。どうしてもうつ伏せ寝が好きな方は，少し斜めうつ伏せに寝るクセをつけて，徐々に横向きに寝るように持って行きましょう。

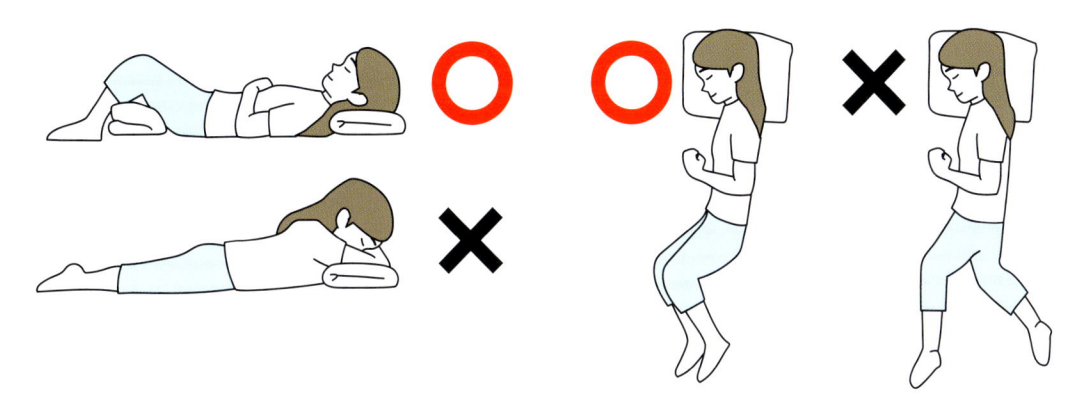

図1　寝るときの姿勢
横向きで寝返りを打ちやすいようにするのがベストで，仰向けなら膝の下に柔らかいクッションなどを入れて膝を曲げる

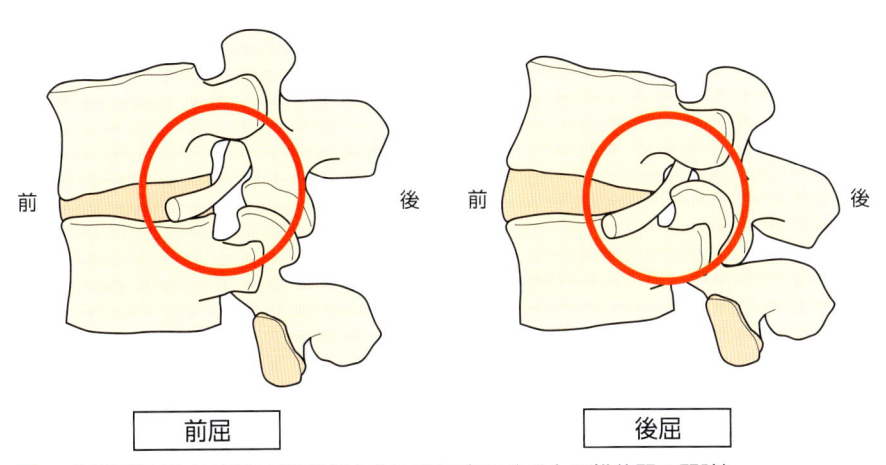

前屈　　　後屈

図2　腰椎椎間孔（神経根が脊柱管から左右に出てくる上下椎体間の間隙）
腰椎を前屈すると広がり，腰を後屈すると狭くなる

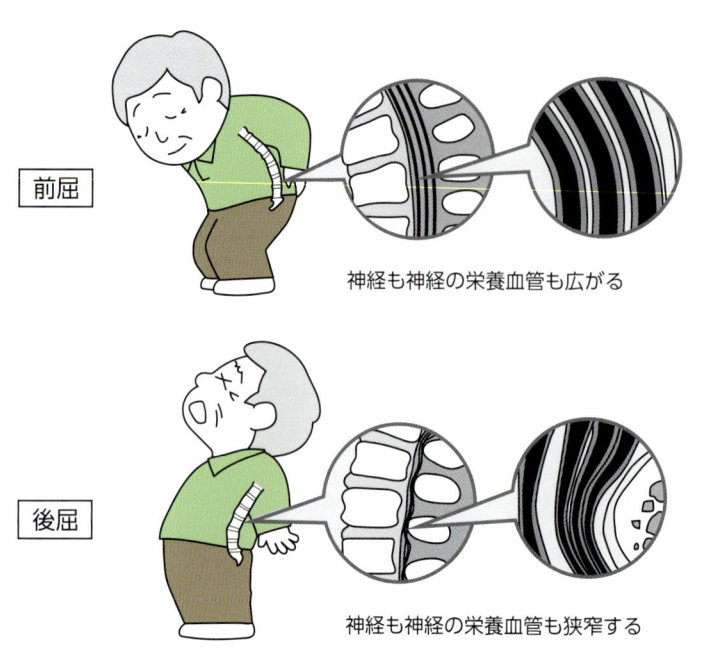

前屈

神経も神経の栄養血管も広がる

後屈

神経も神経の栄養血管も狭窄する

図3　腰椎を前屈すると脊柱管が広がり，後屈すると狭くなる

▶ また，寝返りが少ないと腰の関節や筋肉が硬くなり，さらに腰の筋肉が圧迫されて血液や体液の循環を妨げ，腰痛になりやすくなります。寝返りは寝ている間にも，身体をほぐす体操を無意識にしてくれているのです。

▶ そして，寝具を選ぶときも寝返りが打ちやすいものを選ぶのが大事です。寝返りしやすいよう掛け布団は軽いものにして，実際に選ぶときは仰向けだけでなく横向きでも寝るなど，様々な寝方で自分に合うかどうかを吟味しましょう。また，やわらかすぎる敷き布団やマットレスは寝返りがしにくいので，腰痛が起こりやすくなります。

② 腰痛予防になる座り方

▶ パソコン作業に追われて椅子に座りっぱなしなど，ずっと同じ姿勢をとり続けていると，腰痛を起こしやすくなります。

▶ これから机や椅子を買う方は，高さを自由に調整できるものを選んで，最も疲れない，ストレスのない位置や高さを自分で探すようにすべきです。ただし，身体を片方に傾けすぎたり，身体をねじったままにしたり，足を組んだままにしすぎたりすると，首や腰，肘，手などに負担がかかってしまいます（第11章参照）。

▶ また，ずっと同じ姿勢を続けていると腰の筋肉が緊張した状態が続き，筋疲労や血行不良を起こして姿勢性腰痛が生じます。ときどき背伸びしてストレッチをしたり，定期的に部屋をウロウロしたりするなどして，同じ姿勢でい続けるのを避けるようにします。

3 朝，腰が痛いのは仕方ない？

▶ 朝，起きたときに腰が痛いことはよくあります。起床後顔を洗う際に腰をかがめたら，腰に痛みが走ったという人も少なくないと思います。しかし，これは年を重ねていくと，誰にでも起こりうる症状です。

▶ 夜，寝ている間に腰の関節や筋肉が硬くなり，朝になって動き始める際に感じるギシギシとした痛みは，必ずしも病気というわけではありません。車も中古車になれば朝エンジンがスムーズに動かないのと同じです。

▶ とはいえ，朝目覚めたときの腰の痛みもなかなかきついものがあります。ベッドや布団の中で背伸びをして，そのまま身体を左右にゆっくり捻って，少しでも体操をしてから起きるようにします。パッと急に起きると腰痛をきたしやすくなります。夜に尿意で目覚めて，急いでトイレに行くときに腰痛や膝痛が起こるのもこれが原因です。

▶ 朝の腰痛がすぐ治る場合は，大抵は大きな問題はありません。ただし，3〜4日以上，痛みが腰の同じ部位に起こり，起きてからすぐに軽減しない場合は何らかの病気が生じている可能性があります。さらに痛みの強さが増すようであれば，整形外科を紹介してX線検査を受けるように指導して下さい。

▶ なお，朝起きたときの痛みが強い場合は，夕食後の抗炎症薬や寝る前の貼付薬を処方します。朝に限らず，日中のいつでも体操やストレッチを行う習慣をつけると腰痛予防になります。

4 腰痛は遺伝する？

▶ 最近の研究で，腰痛の原因のひとつである腰椎椎間板ヘルニアには遺伝的要素があることがわかってきました。とはいえ，腰椎椎間板ヘルニアは生活習慣や仕事，姿勢，体重などの要素がかなり大きく，そのため「遺伝病」とは言えません。

▶ 子どもの顔が親に似ているように，親に腰椎椎間板ヘルニアがあれば，子どもも椎間板ヘルニアになることもありますが，そうでない場合も多々あるので心配はしないことです。

▶ 腰痛の対処法として，坐骨神経痛には薬が有効ですが，慢性の腰痛には安静よりもストレッチなどの体操が一番大切であることがわかっているため，腰を前後左右に動かす体操を指導します。筆者も54歳のときに腰の手術を受けましたが，患者と一緒に1日10回以上体操をしているので，問題なく日常生活を送っています。

▶ 遺伝子の研究は日々着実に進んでおり，今までわからなかった多くの病気に遺伝子が関連していることが判明しています。しかし，遺伝の要素があるからといって必ずしも発症するわけではないので，過剰に恐れないことが大切です。

▶打撲や捻挫などの怪我で毛細血管が切れて内出血したときに温めると，血行がよくなりすぎて内出血が増え，腫れが増してしまいます。それゆえ怪我をした直後は少し冷やして血管を収縮させ，内出血を減らし腫れを抑えます。ただ，冷やしすぎて凍傷にならないように気をつけます。最近では血行を保つため，急性期に10分くらい冷やして後10分は冷やさないようすることを数回繰り返す方法が勧められています。

▶打撲や捻挫をして1～2日経つと，内出血が止まります。これ以降は逆に温めて血行をよくし，組織の活性と再生を促します。組織に酸素や栄養を補給し老廃物を捨てるためには，血行がとても大事です。

▶ただ腰痛は，慢性の場合は温めたほうがいいのは当然として，第1章でも説明しましたが，いわゆるぎっくり腰のような急性の場合でも最初から温めたほうがよいのです。GL2019（p49-50）では，「急性腰痛に対して温熱療法を行うことを弱く推奨する。腰痛治療として表面的な低温療法に関する研究は報告されていない」と，急性腰痛は冷やさずはじめから温めたほうがいいことになっています。腰椎の奥の捻挫でも，表層の筋肉がこわばっているのを最初から温めてほぐすことで痛みが早く治るからだと筆者は考えています。

▶腰痛には温めることが効果的ですが，風呂では注意が必要です。日本の家の風呂は大抵小さいので，かがんだ格好の同じ姿勢で湯船に浸かったままだと，次に立ち上がるときにギクッと腰痛を発症することがあります。

▶風呂に浸かって筋肉を癒やし精神的にリラックスするのは腰にもいいのですが，なるべく同じ姿勢で長い時間浸かり続けないようにして下さい。長く浸かるならときどき背伸びして，腰を左右に捻って動かすように指導して下さい。

▶仰臥位で下半身を固定して上半身を起こしたり寝たりの動作を繰り返すシットアップ体操（図4）は，筆者が子どもの頃から有名な腹筋を鍛える体操でした。しかし現在では，シットアップ体操は腹圧により椎間板内圧が高まり，むしろ腰痛を引き起こす危険性があるとして，日本バスケットボール協会では推奨していません[1]。「体幹は動かさないで鍛える」と明確に指導しています。

▶日本バスケットボール協会のホームページには筋肉を鍛えるために動きやすいほうがよい「モビリティ」の部位として，後頭下，肩関節，胸椎，股関節，足関節，第一中足趾関節，動きにくいほうがよい「スタビリティ」の部位として，頚椎，肩甲胸郭，腰椎，膝，足と説明されています[1]。

▶筆者は腰痛で手術を2回受けているので，シットアップ体操がよくないと知ってから

は，毎朝，仰臥位で上半身と下半身を45秒間持ち上げて，15秒間休む体操を5回繰り返すようにしています。

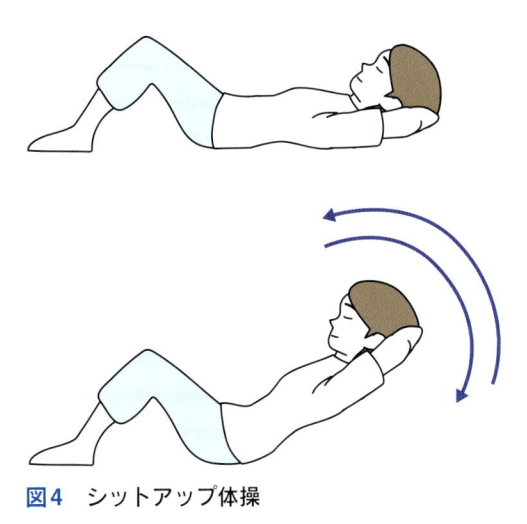

図4　シットアップ体操

7　布団よりベッドが腰にやさしい

▶ 畳は日本の大切な伝統文化のひとつですが，腰痛持ちだと，床から寝起きするときにベッドより上下の動きが大きく，腰に負荷がかかります。布団の上げ下げも大変です。床から30〜50cmの位置にあるベッドから寝起きしたほうが，少しでも動きが少なく，腰の負担が軽くなります。和室でもベッドは置けるので，畳の上で寝起きしている腰痛持ちの方は，購入を検討してみるとよいでしょう。

▶ 最近は布団や寝具にこだわる方も増えていますが，何が腰痛に効果的なのかは一概に言えません。布団やマットの適切な柔らかさや材質は，腰痛の状態や年齢によって異なります。一般的には，仰向けで寝るときに重い尻が沈み込むと腰を反ってしまい，腰痛が生じやすくなるので，硬い布団やマットが推奨されています。ただし，この通説も状況によります。

▶ そのため，筆者は「寝返りしやすい寝具」を勧めています。人間は動かずに寝ていると筋肉や関節がこわばるので，寝返りを打ち自然に身体をほぐしています。寝返りはとても大切な運動です。

▶ 朝，起きがけに腰や膝が痛む方がいますが，これは夜間に筋肉や関節が硬くなり，そこから急に身体を動かすことで起きるものです。腰痛に悩まされている方は，寝ていても自然に寝返りが打ちやすい寝具を選びましょう。

▶ 仰向けにまっすぐ脚を伸ばして寝ると腰に負担がかかるので，腰痛がある方は左右に横向きに寝るほうがお勧めです。

8 健康体操は「ラジオ体操」が一番？
体操にはウォーキングとストレッチの両輪がある

▶健康維持のためには，運動が大切です。その運動には両輪（2つのどちらが欠けてもよくない）があります。1つはウォーキングなど動き回る運動で，心肺機能を高め，筋肉や骨を強くし，血行をよくします。もう1つは座ったり寝たりして行う体操・ストレッチで，筋肉や関節を動かして柔軟にします。適度なストレッチは脳を活性化する働きもあります。

▶2つ目の体操・ストレッチの中で有名なのが「ラジオ体操」です。このラジオ体操にはよい部分もありますが，腰や膝に負担のかかる動きも含まれています。

▶体操には「これが一番」というものはありません。GL2012では腰痛に決まった体操はなく，「動かす」ことが大事であると明記されました（第1章参照）。

▶ではどのような体操をすればよいのか。①両手を組んで頭の上に伸ばして左右に身体を倒す，②組んだ手を胸の前に置いて身体を左右に捻る，③身体を前後に曲げたり伸ばしたりする，この3つを筆者はお勧めしています（第1章参照）。転倒しないように椅子に座ってするのが安全です。この体操は肩こりにも有効です。背伸びはある意味深呼吸をしているとも言われていますが，両手を上に伸ばして背伸びをするだけでも気分転換になり，よいと思います。

9 雨が降ると痛みが強くなる？

▶気温や気圧，湿度の変化が大きいときは，関節に痛みが生じやすくなります。これは気象によって病気になったり，悪化したりする「気象病」の一種です。

▶古くは古代ギリシャ時代から研究されており，20世紀前半にはドイツやオーストリアでも盛んに研究が行われてきました。

▶季節の変わり目のような，体が周囲の環境に順応しきれていない時期は，特に気象病が起こりやすくなります。関節痛のほかには肩こりやめまい，頭痛，腰痛といった症状があり，患者数は1000万人以上とも言われています。実際には気温の変化よりも，気圧が下がり湿度が上がるとき，つまり低気圧が近づくときに一番痛みが強くなることがわかっています。逆にフェーン現象などで急に気温が上がるときにも痛みやイライラが増すこともあります。

▶関節痛や神経痛のある患者から「冬になると，膝の関節や腰の痛みが強くなりそうで怖い」と言われることがありますが，寒い地方の人に関節痛や神経痛が多いということはなく，気温の変化に体が順応するのが年とともに遅くなるのが原因です。

▶また，気象病はストレスが原因で起きる場合もあります。そのため，季節の変わり目や天候が不安定なときは，なるべくストレスをためないことが大事です。急に気温が下がるときには，寒いと感じたら無理はせず，部屋を暖かくし，暖かい服装にすることが

大事です。

10 腰の捻挫

▶ 足関節を捻って来院した患者は，診察とX線の後に捻挫と聞かされると，ホッとする人がほとんどです。骨折しているかもしれないという不安に対して，靭帯や関節包の損傷である捻挫と診断されると，安心するのでしょう。

▶ 一方で，重い物を持ち上げたり，中腰から上半身を起こしたりしたときに腰を痛めた患者に「椎間関節の捻挫です」と説明すると，怪訝な顔をされることがしばしばです。腰が捻挫する？　動けないほど痛いのに捻挫？　骨折や神経痛ではないの？　とむしろ診断に不安を覚える方が少なくありません。

▶ 足関節の捻挫なら反対側の足で庇えますが，腰の捻挫の場合は体の中心の捻挫なので何をするにも激痛が走ることが多いのです。しかし腰でも捻挫であれば，足関節や手関節の捻挫と同じことだと説明して，過剰に不安を抱かないようにさせるのが大事です。怪我をしたのだと思えば深刻になる必要はありません。

▶ 時の経過とともに痛みも徐々にやわらいでいきますが，足関節の捻挫でもひどければ2〜3週間痛いように，腰の捻挫でも2〜3日ぐらいでは治らないことを患者に説明しておけばよいと思います。

▶ 足関節でもたとえば1cmの段差を踏み外し，大したことがないと意識の外に置いていたものの，わずかに捻挫した部分に徐々に炎症が生じて，後から痛みが強くなる場合もありますが，腰の捻挫も同様で，軽い捻挫と忘れるくらいだったのが，だんだん腰痛が増悪してくる場合もあります。

▶ 捻挫でも炎症が生じている場合でも，痛みを放っておくと日常生活に支障をきたします。痛みに応じて，経口あるいは貼付薬などの抗炎症薬を使用して下さい。激痛の場合は，注射やコルセットなどを組み合わせて治療します。そして，腰痛が軽減するのに従って，徐々に簡単な体操を増やしていくのが早く治すコツです。

11 尾骨の痛み

▶ 尾骨は脊椎の一番下にある尻尾の名残の骨で，一般には尾てい骨と言う人が多いですが，医学的には尾骨と呼びます。転倒して尻もちをついたときに，尾骨やその上にある仙骨の打撲や骨折を起こすことがよくあります。

▶ 薄い骨なので結構骨折を生じやすく，高齢者で骨粗鬆症がある場合などは衝撃が上のほうの脊椎に響いて，尻もちをついたのに胸椎や腰椎の骨折を生じる場合もあります。それゆえ，尻もちをついた患者を診察するときに筆者は必ず「腰や背中は痛くありませんか？」と聞いて，打腱器のゴムのハンマーで背中の中央を軽く叩いて，背中や腰にも骨折がないかどうか検査するようにしています。打腱器で上から下へ，下から上へと

棘突起を順に叩打していき，同じ部位に痛みがあれば，その奥の椎体骨折が疑われます。

▶ また，転倒しなくても椅子に座ることの多い現代では，尾骨は殿部の中央の一番下にあり，少し飛び出しているので炎症を起こしやすい場所です。長い時間椅子に座ると痛む，あるいはまっすぐ仰向けで寝ると尾骨が寝具に当たり痛むこともあります。体の中心は左右からの神経支配があるので痛みに敏感です。

▶ 筆者は映画を観るのが好きで，中学生時代に2本立てや3本立ての安い映画館によく観に行っていました。じっと座っているので2本目の映画になると尾骨が痛くなり，3本目からは立って観ていました。

▶ 特に，痩せて殿部の筋肉や脂肪が薄い人は座ると尾骨の部分が気になってイライラするようなことがあります。このような場合は長く同じ姿勢で座らないことが一番大切です。

▶ 尻もちをついた怪我の場合ならば，打撲でも骨折でもしばらくすれば必ず痛みが軽減して治っていきます。腰を斜めにもたれて椅子に浅く座ると尾骨部分が当たり痛いので，やや前かがみ気味に深く座り，坐骨で上半身の体重を支えて尾骨が当たらないように工夫します。

▶ 怪我もしていないのに，椅子に座っていると尾骨部分が痛み気になる場合は，ほぼ炎症が原因です。この場合は長く同じ姿勢で座り続けないようにします。1時間に1度くらいは立って背伸びをするとかお茶を淹れてくる，トイレに行くなど，尾骨が連続して圧迫されないようにします。一度炎症が生じると悪循環になりやすいのです。

▶ 靴擦れや口内炎が生じるとなかなか痛みがとれません。でも炎症が治ってしまえば靴や歯が当たっても痛みを感じなくなります。尾骨に炎症がある場合も，しばらく尾骨に圧力がかからないように工夫して，痛みが強ければ抗炎症薬のクリームなどを塗ります。湿布はお尻のくぼんだ尾骨部分にはうまく貼りにくいと思います。

▶ 中央に穴の開いた円座というクッションがありますが，これは周囲からの皮下の血行が悪くなってかえって中央部分に栄養が行かないため，使わないほうが無難です。全体に柔らかい座布団やクッションを敷くようにします。

12 放射線の被曝を心配する患者に対して

▶ 骨折の有無を確認し，治癒具合を調べるためにX線（放射線）を使ってX線写真を撮りますが，診断と治療に必要であり，また検査で照射するX線の量は数十回被曝しても，人体に害を及ぼす程度ではないのでほとんど問題ありません。ただしCTは被曝量が多いので頻回にCT検査をする場合は患者と相談して下さい。

▶ それでも心配な人に対しては大阪大学医学部附属病院放射線部のホームページの「放射線被ばくについて」を参考にしてもらえばよいかと思います[2]。以下によくあるQ&Aを記します。

Q：何回も撮影を受けても大丈夫でしょうか？

➡ **A**：数十回検査を受けても人体に害をもたらす量よりははるかに少ないので，安心して下さい。

Q：子どもが撮影を受けても大丈夫でしょうか？

➡ **A**：体が大人より小さいので，X線の量も少なくて済みます。影響を心配する必要はありません。

Q：妊娠しているときに，検査を受けても大丈夫でしょうか？

➡ **A**：胎児の被曝が100mグレイ以下であれば問題ないと疫学的調査で確認されています。

Q：将来生まれてくる子どもに影響はありませんか？

➡ **A**：生殖器以外の被曝ならばまったく問題なく，生殖器が被曝しても通常の線量なら影響を心配する必要はありません。

Q：がんになりますか？

➡ **A**：医療に使用されている通常のX線撮影で，がんの発生が問題となるようなX線を受けることはありません。

13 リハビリには旬がある

▶リハビリテーション（リハビリ）は障害の生じた機能を回復するだけでなく，精神的にも元の状態に戻す目的があります。つまり，単に動けるようにするだけでなく自信も取り戻すという奥の深い世界です。リハビリには適切な日本語訳がないのですが，筆者は「元の元気な身体と心に戻す」と訳しています。

▶ところが，整形外科の外傷や病気の治療中にリハビリをきちんと行わない患者がいます。薬や手術で病気が治っても，その後のリハビリが大事です。

▶病気の種類や患者の状態により異なるので一概には言えませんが，リハビリのひとつである運動療法は，安静期間を経て適切な時期に開始し，徐々にペースを増やしていく必要があります。骨折してから半年以上経過して骨は癒合しているのに，骨折部が痛くて日常生活に支障をきたして来院する方がいますが，この原因としてリハビリが上手にできていないことが多々あります。

▶リハビリは「しなければならない」と考えずに，「したらよくなる」と前向きに頑張るように指導します。また，リハビリの開始が遅いと関節や筋肉が拘縮し，動かなくなることもあります。リハビリには旬があります。リハビリをするように医師に言われたら，1年後にするのではなく，すぐに開始するように指導して下さい。

14 「ホットパック」「マイクロ波」のリハビリ効果

▶腰痛にもリハビリは大変重要ですが，運動療法や温熱療法，装具療法などを組み合わせて行います。

▶そのひとつである温熱療法では，打撲や捻挫の初期は少し冷やして内出血や炎症を抑えますが，1〜2日後からは血行をよくするために温めるほうが早く治ります。慢性の痛みにはやはり血行をよくするために最初から温めます。

▶**ホットパック**：最近では簡単に家庭用の電子レンジで温めるタイプの物も出回っていますが，医療現場では内部にシリカゲルなど保温効果の高い材料を入れて温めて使用します。

▶**マイクロ波**：極超短波で皮膚の奥まで温める機器です。赤外線が皮膚表面だけを温める効果しかなく，遠赤外線でも皮膚から数mm奥までしか届かないのに対して，マイクロ波は皮膚から数cm奥まで温める効果があります。電子レンジの仕組みと同じなので，身体の内部に金属が入っている場合は，金属が熱を持って危険なので注意が必要です。また，温めすぎて低温火傷にならないようにも注意します。

▶しかし，傷ついたり疲れたりした筋肉や関節を温めると血行がよくなり腰部の筋肉などの緊張が軽減し，痛みが少なくなり，動かしやすくなります。ホットパックやマイクロ波で温めた後に，ゆっくり腰をほぐすような気持ちで動かすことが大事です。

◀文献▶

1）日本バスケットボール協会：バスケットボールは「早く始めて，遅く特化すべき」スポーツ．
http://www.japanbasketball.jp/wp-content/uploads/Vol7_B4L_20200702.pdf

2）大阪大学医学部附属病院放射線部：放射線被ばくについて．
https://www.hosp.med.osaka-u.ac.jp/home/hp-radio/info.html

【コラム：リハビリテーションとは？】

　腰痛のリハビリテーション，略して「リハビリ」と言えば，「電気」「牽引」などをイメージする医師が多いと思います。もちろんそれらの理学療法は大切な治療法のひとつですが，意味はそれだけではありません。

　一般的な日本語訳のない「リハビリテーション」ですが，本来リハビリとは障害の生じた機能を回復するだけではなく，精神的にも元の状態に回復する，つまり肉体的・精神的に自信を取り戻すことを目標とします。リハビリには様々な方法がありますが，ここでは整形外科の疾患に対するリハビリの中でも大切な，運動療法について少し説明をします。

　整形外科における外傷や病気はほとんどが運動器の障害を伴うので，運動療法が機能を回復するために大切なのに，きちんと運動療法をしていない患者がしばしばいます。人工膝関節手術後の運動療法が不十分で関節が硬く動きにくくなる，骨折のギプス固定や手術後にのんびり骨がつくのを待っていて，手や足の関節が拘縮し，動かすと痛みが強いままなど，運動療法不足が原因であることがほとんどです。

　病気の種類や患者の状態により，必要な安静期間の後，適切な時期に運動療法を開始し，徐々にペースを増やしていく必要があります。骨折後半年から1年を経過しているのに手や足が痛くて日常生活に不便を感じる方がときどき来院します。X線検査では骨折は治癒していますが，骨萎縮や筋萎縮が強く，痛みに過敏な状態が続いています。このほとんどは，運動療法がうまくできていないことが原因です。腰痛の運動療法も同じです。腰痛患者は腰をどの程度動かしてよいのか，またどのくらい仕事やスポーツをしてもよいかわからず，痛みが強くて動かすのが怖いのです。疑問と不安が腰痛を長引かせる原因のひとつにもなります。

　筆者は，整形外科医になった頃，ある病院の部長に教わった「診断半分，手術半分」「手術半分，リハビリ半分」を整形外科医としての座右の銘としています。正確な診断をして初めて手術をすべきであることや，手術（手術をせず保存的に治療する場合でも）した後の運動療法が足りないと治癒しにくいことを意味しています。

　捻挫や突き指，打撲でもそれなりに運動療法が必要です。さらに腰痛や変形性膝関節症，五十肩（肩関節周囲炎）などの慢性疾患でも運動療法は大切です。筋力を増やし，関節の動きをよくし，そして痛みを和らげるためには温めるだけでなく，動かすことが大切です。

第3章

腰痛の基礎知識

▶ 巻頭言でも述べましたが，一生の間に約80％の人が一度は腰痛を患うと言われます。全人口を調べることは不可能ですが，おそらく一生涯腰痛を感じない人もいるとは思います。

▶ 漢字で「腰」は肉体を表す「肉月」に「要」と書くように，中国でも古くから腰が身体の要所であると認識されていたのでしょう。上半身は体重の約3/5を占め，しかもヒトが四足歩行から二足歩行に進化したことで，上半身は腰を中心として自由に動けるようになり，両手が自由となり，文字や物をつくり文明を発展させてきました。

▶ 腰椎は左右・前後・捻転と，3次元のすべての軸に対して動くことができます。これに対して四足歩行の動物は前後屈ができても，左右への側屈や捻転の動作をすることはほとんどありません。さらに腰椎の中心部の脊柱管には脊髄神経や馬尾神経が通り，左右に多数の神経根を張り巡らせています。

▶ このように，重い身体を支持する役目と自由に動く役目，神経を守る役目を同時に担う腰は，寿命が飛躍的に延びてきた現代ではかなりの負担を受けることになります。

▶ さらに，現代は職業分担が進み，1日8時間デスクワークをする職業や，介護で寝たきりの人を支えたり起こしたりする職業，運送・宅配などで重い荷物を運ぶ職業など，同じ動作を繰り返したりじっと座り続けたりするような仕事が増えています。

▶ 東京大学医学部附属病院と日本臓器製薬の共同研究では，腰痛だけで日本国内で年間約3兆円もの経済的損失が発生していると試算されています[1]。

▶ このように説明すると，腰痛は人間の宿痾でどうしようもないのか，諦めるしかないのか，と言われるかもしれません。しかし，付録の「私の腰痛35年史」で述べますが，整形外科医の筆者自身が長い腰痛と下肢痛の歴史をたどり，2回の腰椎の手術を受けて，それでも仕事をほとんど休まず多数の旅行もこなし，ゴルフもできていることを知って頂ければ，腰痛を諦める必要はないと思います。読者の医師ご自身の腰痛でも，来院する患者の腰痛でも，希望を持つ，あるいは持たせることができるのではないでしょうか。

1 腰痛の定義[2]

　体幹後面に存在し，第12肋骨と殿溝下端の間にある（図1），少なくとも1日以上継続する痛み。片側，または両側の下肢に放散する痛みを伴う場合も，伴わない場合もある。（GL2019, p7より）

▶有症期間により，腰痛は以下のように急性，亜急性，慢性に分類されます。

・急性腰痛（発症からの期間が4週間未満）
・亜急性腰痛（発症からの期間が4週間以上，3カ月未満）
・慢性腰痛（発症からの期間が3カ月以上）

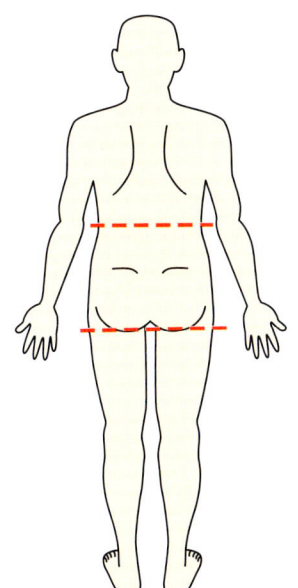

図1　腰痛の部位

▶国内では3年ごとに厚生労働省が大規模な国民生活基礎調査を行っていて，そのデータから日本人の愁訴の第1位の腰痛と第2位の肩こりの変遷をグラフにしてみました（**図2・3**）[3]。

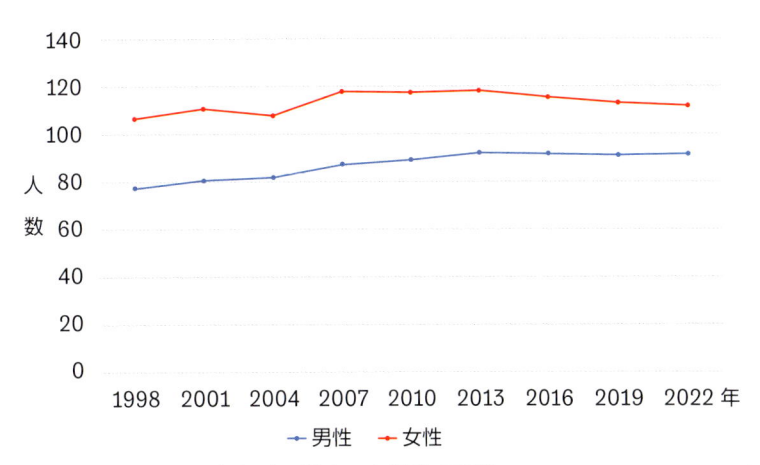

図2　人口1000人あたりの腰痛の有訴率の変遷　　　（文献3より作成）

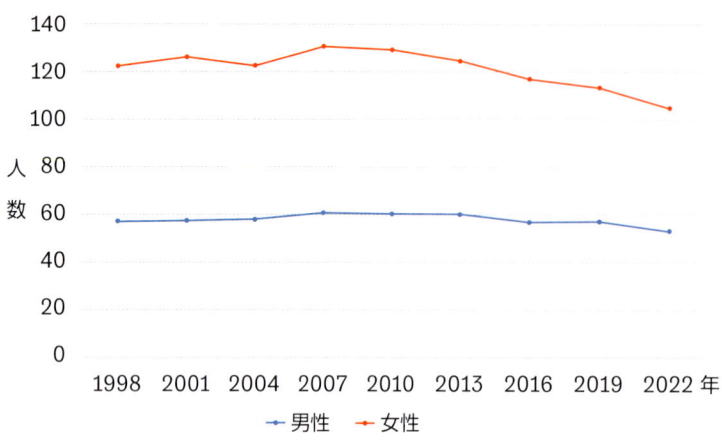

図3　人口1000人あたりの肩こりの有訴率の変遷　　　（文献3より作成）

▶ **図2**と**図3**を見比べて下さい。男性では徐々に腰痛を訴える人が増えており，女性では肩こりを訴える人が減っています。腰痛も肩こりも現代人特有の病状で，同じ姿勢で座ることが多いことや，下を向いての作業が多いことが理由のひとつであると思われます。

▶ しかし，肩こりはある意味筋肉の疲労であるとの認識が広まって愁訴率が減ってきている可能性があります。逆に腰痛は介護や引っ越し，宅配業などで重い物を連続して持つ仕事が多くなっていることから，むしろ増えていると思われます。神奈川県小田原労働基準監督署が発行している資料でも，腰痛による労災が増えていることが示されています（**図4**）[4]。

▶ **図4**で令和3年度の業務上疾病による死傷者数が大幅に増えているのは新型コロナウイルス感染症の影響ですが，腰痛による死傷者数は年々増えています。

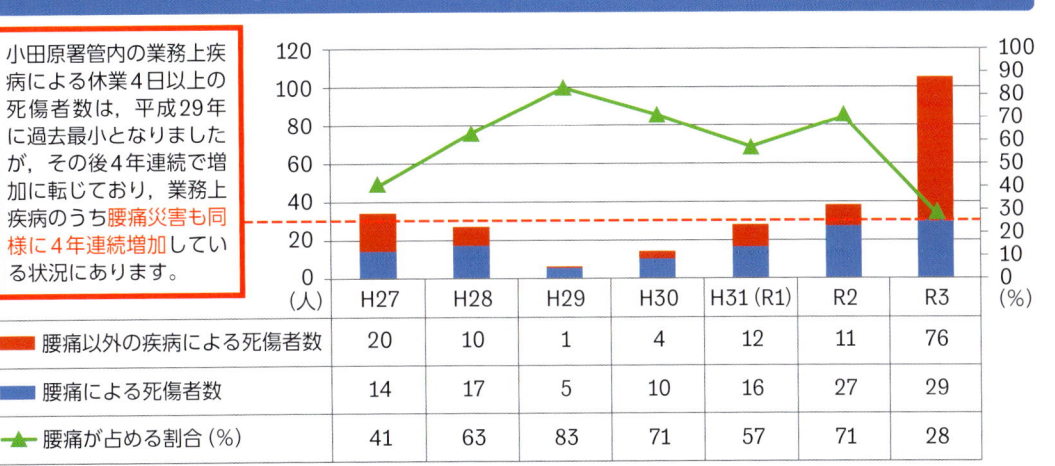

小田原署管内における業務上疾病（腰痛）発生状況

小田原署管内の業務上疾病による休業4日以上の死傷者数は，平成29年に過去最小となりましたが，その後4年連続で増加に転じており，業務上疾病のうち腰痛災害も同様に4年連続増加している状況にあります。

(人)	H27	H28	H29	H30	H31 (R1)	R2	R3
腰痛以外の疾病による死傷者数	20	10	1	4	12	11	76
腰痛による死傷者数	14	17	5	10	16	27	29
腰痛が占める割合（%）	41	63	83	71	57	71	28

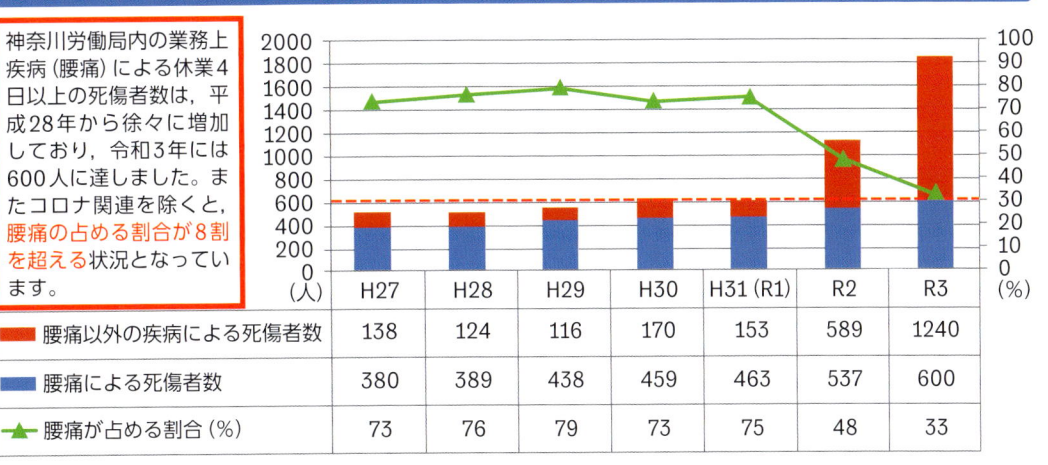

神奈川労働局管内における業務上疾病（腰痛）発生状況

神奈川労働局内の業務上疾病（腰痛）による休業4日以上の死傷者数は，平成28年から徐々に増加しており，令和3年には600人に達しました。またコロナ関連を除くと，腰痛の占める割合が8割を超える状況となっています。

(人)	H27	H28	H29	H30	H31 (R1)	R2	R3
腰痛以外の疾病による死傷者数	138	124	116	170	153	589	1240
腰痛による死傷者数	380	389	438	459	463	537	600
腰痛が占める割合（%）	73	76	79	73	75	48	33

図4　業務上の腰痛発生状況（小田原署・神奈川労働局管内）　　（文献4より作成）

2　腰痛はがんでなければ怖くない

▶世の中に腰痛に関する本やテレビ番組，健康相談が溢れかえっている現状をみて，筆者は，日本人の多くが腰痛を少し重く考えすぎている，言い換えれば多くの人の潜在意識に「腰痛は怖い」「腰痛はなかなか治らない」といった考えが染みついているのではないか，と思うようになりました。

▶たとえば「腰椎椎間板ヘルニア」という病気を怖がる人が多くみられます。「ヘルニア」という言葉はラテン語で「飛び出す」「脱出する」という意味で，単に椎間板が飛び出している状態を言います。もちろん神経を圧迫すれば痛いのですが，怖い病気ではまったくありません。痛ければ，日常生活で注意しながら薬などを上手に使って，粛々と痛

みを減らせばよいだけなのです。

▶腰痛で見逃してはいけない，悪性腫瘍やその転移，大動脈瘤・動脈解離，他科の疾患などはもちろん注意して診察と診断をすべきですが，「腰痛」「腰椎椎間板ヘルニア」「腰部脊柱管狭窄症」などの言葉におびえすぎないことが大事です[5]。

3 腰痛が人間に起こりやすい理由

▶そもそも，人間の腰に痛みが生じやすい理由として，腰椎部分は重い上半身を支えながら，同時によく動くということがあります。

▶脊椎動物とは，体の中心に背骨が通った動物のことを言いますが，2本の足で立って暮らす脊椎動物は人間だけです。チンパンジーも手をついています。人間が2本の足で立ったために，確かに手の機能が発達して，他の動物とは違う進化をしたのですが，そのために，頚椎や腰椎，股関節，膝関節などにも，他の動物の2倍以上の負担がかかっています。二足歩行した人間の宿命としての腰痛とは少し言いすぎかもしれませんが，他の動物に比べて，腰痛が生じやすいのは自明だとも思います。

▶また，肋骨が発達した胸椎に比べて，腰椎部分は自由度が大きくよく動くということがあります。頚椎も重い頭蓋骨を支えてよく動くので障害が出やすいのですが，腰椎も同じく体重の約3/5を支える必要があります。

▶胸部には心臓や肺などの重要な臓器があり，肋骨がいわば籠のような役目をして臓器を守っているために胸椎の動きはあまり大きくありません。それに対して腰椎はかなりの重みに耐えながら同時に左右・前後・捻転と，様々な方向に柔軟に動く必要があります。その重さと動きを，腰椎の椎間板と後ろにある椎間関節だけで支えていると想像したら，その部分に何かの劣化や障害が起こりやすいのも理解しやすいかと思います。

4 脊髄神経まで守っている腰椎

▶さらにもうひとつ，腰痛がなかなか治りにくい理由があります。たとえば膝関節は，体重を支えながら同時に動くという2つの働きをしています。一方，脊椎，特に腰椎は体重の約3/5を支えつつ，動きながら，同時に脊髄神経という大切な神経，そこからたくさん出る神経根も守るという3つの働きをしています。

▶筆者は中高年以上の方によく起こる変形性膝関節症の説明のときに，自動車のギアボックスやエンジンを例に，膝関節の軟骨がすり減る状態をギアやピストンがすり減ることに例えます。

▶腰椎は，ギアボックスやエンジンの中心に脊髄というコンピュータがあり，神経根というコードをギアの隙間からたくさん出しているようなものなのです。頭蓋骨なら脳を守るだけで動きません。腰を急に曲げたり伸ばしたり捻ったりする激しい運動などで

は，そのたくさんある繊細な神経を守りつつ柔軟に動き，同時に体重を支えるかなり大変な役目を担っています。

▶ さらに，膝関節の痛みなどとは異なり，腰痛には様々な社会的・心理的な要素や原因があり，それらが同時に，あるいは時間がずれて作用します。そのため，医師としても診断がつけにくく，治療も簡単なものではないのです。

⑤ 障害を補う働き

▶ また時間のずれで言えば，最初に腰椎の4番目と5番目の間がすり減って椎間板ヘルニアを生じ，腰痛や下肢の神経痛を生じたとします。その後，体の防御反応で4番目と5番目の腰椎の間を固めようとする変化・変形が生じることがあるのです。人間の体は上手にできていて，何か障害が起こればそれを補う，代替する機能が生じることがしばしばあります。具体的に言うと，4番目と5番目の腰椎の間が狭くなって，その周りに骨棘（こつきょく）が生じ，4番目と5番目の間の動きを制限して，痛みや神経の損傷を防ぐことがあるのです。

▶ しかし腰椎は動かなければなりません。4番目と5番目の動きが少なくなれば，その上か下の部分の椎間が今まで以上に動く必要が生じます。すると，時間とともに障害を起こしている部位が変わってくることもあるのです。

▶ 筆者の場合は，最初は5番目の腰椎とその下の仙骨（sacrumのイニシャルを取ってSと呼ばれています），いわゆる5/Sの部分の椎間関節の炎症から始まり，次に椎間板が飛び出すヘルニアになり，さらに5番目の腰椎が前方へずれる腰椎すべり症，そして神経が中心を通る脊柱管の狭窄，その次には5/Sがグラグラになる不安定脊椎と，病気がどんどん進行し重なって出てきていました。

▶ このように，医師が腰痛の原因を診断するときには，その患者の腰痛の歴史を想像する必要もあるのです。X線写真からある程度それがわかることもあるのですが，患者への問診による腰痛の歴史，経過も非常に大切になります。

⑥ 変形とは，変形性脊椎症とは

▶ 変形性関節症や変形性脊椎症の「変形」は，悪いものなのか？ についてです。確かに骨が変形して神経を圧迫する場合や，関節軟骨などが変形して関節痛を起こすことはあります。

▶ しかし，必ずしも変形そのものは悪いものではないのです。普通の変形は老化・加齢現象によるものです。歯がすり減るのや髪の毛が白くなるのと同じことです。痛みや痺れなどがあるときはそれぞれの症状に対して何か対策を考えますが，変形だけなら治療する必要はありません。鏡を見て，白髪や顔のシワが増えて年齢を感じるのは，仕方がないとも言えます。骨や関節の変形も同じようなものなのです。

▶ 変形のひとつの形として，骨棘と呼ばれる骨のトゲがあります。骨棘とは，加齢や変性で脊椎や関節の骨の端がトゲ（棘）のように変形して飛び出す現象です。英語では"bone spurs"です。男性の高齢者の脊椎や膝関節のX線検査ではかなりの頻度でみられます。

▶ 一時期メディアで頚椎や腰椎にできる骨棘が恐ろしいものとの解説がしばしばされていました。確かに，頚椎や腰椎の神経根の出る部位で骨棘が神経根を圧迫すると，上肢・下肢の痺れや麻痺が生じて問題になります。膝関節で骨棘が腱や靱帯に対し圧迫したり引っかかったりして痛みが生じる場合もあります。そのような場合は薬剤投与や，場合によっては手術で骨棘を除去するなど，何らかの治療を要することもあります。

▶ しかし，たとえば腰痛の患者のX線検査で，正面像で腰椎の椎体間の左右どちらか，あるいは両方に骨棘がある場合，上下の椎体の不安定性，つまりグラグラしている上体をつっかえ棒のように支えていると感じることがあります。膝関節でも高齢になれば，多くの人で大腿骨や脛骨の側面に骨棘が発達してきて，膝関節が大きくなります。

▶ 人間だけが動物の中で二足歩行するようになり，手を自由にすることで文字や物をつくり文明の発達に寄与してきました。その代わり体重を支えるのが二足に減ったことや，また寿命が近年急速に延びてきたことから，膝関節など下肢の関節にかかる負担が大きくなりました。力士が多くの場合に膝を負傷するのは，体に比較すれば小さな膝関節2つで重い体重を支えなければならないからだと思います。大腿骨や脛骨で左右に骨棘が伸びて膝関節が太くなるのは，関節面を増やして軟骨の摩耗を少しでも少なくしようとする身体の防御反応のように思うことがあります。

▶ 骨棘が神経を圧迫したり，腱や靱帯に痛みを生じたりしないなら，身体の素晴らしい防御反応と患者に説明すると安心してもらえるかもしれません。

7　背中が曲がるのは，ある意味，体の防御反応？

▶ 最近では天井を見上げられないほど腰が前に曲がっている人を見かけることが少なくなりましたが，それでも人間は年齢とともに徐々に腰が前に曲がってきます。これは年齢とともに，特に女性では骨粗鬆症のために，脊椎椎体の前方部分に圧迫骨折が1箇所ないし数箇所生じ，脊椎が前へ曲がり，さらに椎間板の前方部分が上半身の体重により経年的に縮んでくるために生じてきます。反対に反ってくることはありません。

▶ 脊椎の中心には脊柱管という空洞が頚椎から胸椎，腰椎，仙椎まで上下に通じています。この中に脊髄神経が通っています。そして手に行く神経や肋間神経，大腿神経，坐骨神経などの枝を左右に出します。若いときには脊柱管は神経の太さよりも広くて余裕がありますが，加齢とともに脊柱管を囲む椎体の骨や靱帯，椎間板などが変形，肥厚して脊柱管が徐々に狭くなってきます。そして脊柱管や神経の枝の出口は脊柱を前方へ曲げた（前屈）ほうが広くなります。反対に反ると狭くなります。このため，ある意味では背中が曲がるという現象は，老化現象に対して合目的的に神経の通り道を広く

するという体の防御反応だと筆者は常々考えてきました。

▶ しかし背中が曲がると，上半身を後ろから支える脊柱起立筋が疲労します。また，肺を圧迫して肺活量が低下したり，胃と食道を圧迫して逆流性食道炎を生じたりします。その場合はすぐに息切れする，食事をすると胸焼けがする，胃もたれするなどの症状が出ます。そして最近では，美容的に格好が悪くなることを気にする高齢の患者も増えてきました。

▶ 多少背中が曲がってくるのは仕方がないとしても，少しでも予防するためには，毎日軽く背筋を伸ばす体操を指導します。背中を丸めているほうが楽でも，ときどき背筋を伸ばすようにします。骨粗鬆症があるときにあまり前屈を強くすると圧迫骨折を生じることがあるので，前屈はほどほどにします。そして骨粗鬆症があればその治療をします。

⑧ 完治を無理にめざさない

▶ 動かず脳を守るだけの頭蓋骨や，スピーディーに動くだけの膝関節とは異なり，体重を支えつつ柔軟に動き，同時に神経を守る，という3つの役目を担う腰椎は，障害が起こりやすく，また障害を治すことが関節よりも複雑で難しいのです。

▶ でも，確かに診断も治療も一筋縄にはいかないとはいえ，腰痛に対応する方法はあります。今まで述べてきた「腰椎が体重を支え，全方向によく動き，神経を守っているという3つの役割を同時に担うために病態の診断と治療が難しい」ということをよく理解して，症状をひとつひとつ見きわめながら，対応・治療していけばよいのです。

▶ 複雑な要素のある，原因が2つ以上絡み合っていることの多い腰痛を完全にゼロにするのは難しいでしょう。しかし，50%あるいは20%くらいの痛みにまで減らすことならできます。

▶ 腰椎には骨と関節と神経がありますが，さらに椎間板という，クッション兼関節のように動く軟骨や，椎体や椎間関節を守りつつ柔軟に動く靱帯があります。身体を支え動かす筋肉も重要な臓器です。まずは腰痛に対する不安と疑問をやわらげ，骨，関節，軟骨，靱帯・筋肉，神経にある原因や症状を，一度に完全に治そうと考えないで，ひとつずつ可能な部分から少なくすることが肝心なのです。

◀文献▶
1) Nippon Zoki：健康経営．(2025年1月29日アクセス)
   https://www.nippon-zoki.co.jp/company/csr/health.html
2) 日本整形外科学会診療ガイドライン委員会，他，編：腰痛診療ガイドライン2019．改訂第2版．日本整形外科学会，他，監．南江堂，2019．
3) 厚生労働省：国民生活基礎調査 世帯員の健康状況．(2024年9月15日アクセス)
   https://www.mhlw.go.jp/toukei/list/20-21kekka.html
4) 小田原労働基準監督署：腰痛に要注意！ 腰痛を防ごう！(2024年9月15日アクセス)
   https://jsite.mhlw.go.jp/kanagawa-roudoukyoku/content/contents/001308751.pdf
5) 井尻慎一郎：腰痛はガンでなければ怖くない．創元社，2015．

【コラム：湿布の歴史】

　紀元前3000年頃の古代メソポタミアの粘土板に，病気に軟膏の外用薬を使用した記録があるそうです。紀元前1600年頃の古代エジプトでは，膏薬や蜂蜜を骨折などの患部に塗布していました。紀元前800年頃の古代ギリシャでは，スポーツ後の痛みや腫れに塗り薬や貼り薬が使われていました。また，パップ剤やプラスター剤の元となった言葉は古代ギリシャを発祥としていて，パップは泥または泥状，プラスターは石膏を意味します。

　『古事記』(712年)の「稲羽の素兎(いなばのしろうさぎ)」の中で，皮を剥がれたウサギに大国主神(おおくにぬしのかみ)が，ガマ(蒲)の花粉を身体にまぶすように言ったというエピソードは，もしかしたら日本で最古の薬物療法かもしれません。ガマの花粉には止血効果があるとのことです。

　日本最古の医学書の『医心方(いしんほう)』(984年)は，中国の東洋医学を取り入れて編纂された書物ですが，その中に血行促進効果のある「生地黄(しょうじおう)」を患部に巻き付ける，という解説があります。

　1600年頃には刀などの傷に対して「金創膏(きんそうこう)」という膏薬が発展しました。抗菌，止血，鎮痛作用があり，現在でも一部で使われているそうです。

　その後，昭和初期にメントールの匂いと貼った感触に清涼感のある白色貼付剤が開発され，以後テープ剤など，湿布は日本で独自の進化を遂げてきました。ただ現在，日本以外では湿布はあまり使われておらず，塗り薬やスプレータイプの外用薬が主流です。

第4章

見逃してはならない危険な腰痛——
red flags に注意

1 **見逃してはならない悪性腫瘍，感染性脊椎炎，骨折，他科疾患，大動脈瘤や動脈解離など**

▶ 腰痛の見きわめでまず大切なのは，他の疾患でも同じですが，悪性疾患，つまり悪性腫瘍や感染症，骨折や他科疾患などを見逃さないことです。

▶ GL2019では**表1**のような状態・症状を危険信号（red flags）として注意喚起しています[1]。

表1　重篤な脊椎疾患（腫瘍，感染，骨折など）の合併を疑うべき red flags（危険信号）

- 発症年齢20歳未満または55歳以上
- 時間や活動性に関係のない腰痛
- 胸部痛
- がん，ステロイド治療，ヒト免疫不全ウイルス（HIV）感染の既往
- 栄養不良
- 体重減少
- 広範囲に及ぶ神経症状
- 構築性脊柱変形
- 発熱

（文献1より改変）

▶ ただ，この表を見て違和感を覚えるのは筆者だけではないと思います。この表は欧米の文献を参考にしてつくられたものなので，わが国の腰痛に関する危険信号とは必ずしも一致しないように思います。

▶ まず，発症年齢ですが，「20歳未満」の若年者の腰痛はよくあり，受験勉強などで長い時間同じ姿勢で座り続けることによる腰痛や，体育系のクラブ活動で腰を捻る動作が多い場合の腰痛など，筆者の開業クリニックにも20歳未満の腰痛患者がしばしば受診します。また「55歳以上」ですが，高齢になればなるほど腰痛の発症率は増えて，変形性や骨折性，脆弱性による腰痛患者はむしろ年齢とともに増えます。

▶ また「胸部痛」ですが，背部痛に胸痛を伴う場合は要注意でしょうが，腰痛にはむしろ腹部痛・下腹部痛を伴う場合に注意が必要と考えます。

▶ 「がん，ステロイド治療，ヒト免疫不全ウイルス（human immunodeficiency virus；HIV）感染の既往」に関しては，わが国ではHIV感染はめずらしいので，かなり違和感を覚えます。言い換えるなら，「がん，ステロイド治療，免疫不全」としたほうがしっくりきそうに思います。

▶ 「栄養不良」は，現在の日本国内ではほとんどみられないと思います。日本以外では貧

富の差が極端に激しいため，極度の栄養不良の人が多いのだと想像します。

▶「広範囲に及ぶ神経症状」は，漠然として理解しにくいと感じます。頭部や顔面を含む体幹・四肢の神経症状とか，頚部以下の体幹・四肢の神経症状，あるいは下半身対麻痺などのほうが危険信号としてわかりやすいと思います。

▶「構築性脊柱変形」とはわかりにくい用語ですが，側弯症，後弯症，前弯症のような，脊柱が捻れて簡単に戻らない状態を言います。若年女性の特発性側弯症が有名ですが，わが国ではかつて結核性脊椎炎（脊椎カリエス）が多かったため，高度の側弯や後弯などの方が少なからずいました。

▶胸部X線などで結核の検診が普及したことや抗結核薬の進歩などにより2021年に日本は結核低蔓延国となり，結核性脊椎炎による高度の脊椎変形患者の発生は少なくなっています。北欧などではくる病などによる極端な脊椎後弯がありますが，わが国では特殊な場合以外はくる病は少ないと思います。

▶以上から筆者なりに，危険信号（というより，注意すべき状況）を**表2**のように考えてみました。この本を読まれる先生方も，ご自身の考え方や経験から改変・追加などしてみるのもよいかと思います。

表2　腰痛で重篤な疾患を疑うべき状況（筆者案）

- 痛みが激烈で，寝ていても安静にしていても，身体の動きに関係なく痛みが持続する
- 頭部や顔面，胸部，腹部などにも症状がある
- がん，免疫不全疾患，糖尿病，結核，ステロイド治療歴，特殊な薬剤・薬物使用歴
- 急激な体重減少，悪液質
- 神経症状が広範囲にある
- 3日以上続く発熱
- 顔色が悪い，元気がない，歩行困難，失見当識，呂律が回らない
- 突然の下半身対麻痺（脊髄梗塞を疑う）

2　ジェネラリストが腰痛を診た場合に内科的疾患を見逃さないためのポイント（表3）[2]

（1）悪性腫瘍が腰痛をきたす場合の特徴

▶まずは悪性腫瘍の既往の有無は必ずチェックしましょう。それだけで転移性脊椎腫瘍などが頭に浮かぶはずで，X線の見方も変わり，さらなるMRIなどの追加検査にも向かいやすくなります。特に悪性腫瘍の治療中や，治療が終わって5年以内（一般的ながんであれば5年再発がなければ寛解，乳癌では10年までは要注意）のときは注意が必要です。

▶ちなみに，筆者のクリニックでの初診患者への問診票には「糖尿病の有無」「緑内障の有

表3　ジェネラリストが腰痛を診た場合に内科的疾患を見逃さないためのポイント

腹部エコーで水腎症や大動脈瘤をセットでみておく
高齢者の初発の腰痛では大動脈瘤をチェックしておく
複数の離れたところで症状が同時に出現し，麻痺や痺れなどの神経学的症状が移動する場合には大動脈解離を疑う
ステロイド服用者，糖尿病患者で腰痛がある場合は，化膿性脊椎炎・結核性脊椎炎・腸腰筋膿瘍などに注意する
悪性腫瘍治療中，あるいは既往歴のある患者の腰痛は常に転移性脊椎腫瘍を疑う
高齢者の腰痛で貧血があるときは，多発性骨髄腫を念頭に置く

(文献2より改変)

無」「結核の有無」「悪性腫瘍の既往」「ペースメーカーの有無」を必ず記入してもらうか，看護師か医師がチェックすることにしています（第6章，図1参照）。

(2) 悪性疾患の判別

▶ 悪性腫瘍の中でも多発性骨髄腫，白血病やリンパ系などの悪性疾患は初診時のX線検査では判別しにくく，ともすれば見逃されやすい疾患です。また感染性脊椎炎，つまり一般細菌による化膿性脊椎炎と結核菌による結核性脊椎炎（脊椎カリエス）は，腰痛を診断するときに悪性腫瘍とともに必ず頭に入れておくべき疾患です。

▶ 一般細菌による化膿性脊椎炎でも，初期の場合や大腸菌などの弱毒菌が原因の場合，発熱が軽度のことがあり，注意が必要です。微熱がある，脊椎に叩打痛がある，夜静かに寝ていても鈍痛がある場合などは化膿性脊椎炎を念頭に置きます。また結核性脊椎炎も決して古い病気ではなく，結核低蔓延国となり結核罹患数が減ったとはいえ，いまだ罹患数が多い地域もあり，常に念頭に置いておくべき疾患です。

▶ 結核で寝汗をかくのは有名ですが，必ずしも全身の発熱は高熱ではなく，寝汗や咳が出ないこともしばしばです。化膿性脊椎炎や結核性脊椎炎が怪しいと考えた際は，必ず血液検査を行い，白血球数，CRP，赤沈，および結核のT-スポット検査などを行います。CRP値が高くないのに赤沈が高値であれば結核が疑われます。

▶ ちなみに筆者が開業前に勤務していた神戸市立医療センター中央市民病院整形外科では1991〜97年で30例の感染性脊椎炎があり，うち20例が化膿性脊椎炎で10例が結核性脊椎炎でした。

▶ 悪性腫瘍の転移や感染性脊椎炎の場合，初期の痛みは軽度で，姿勢に関係あるときもあればないときもあります。これらの痛みは一般的には持続性で，夜間安静にしていても腰の奥のほうに何らかの違和感を覚えることがよくあります。

(3) 他科疾患で腰痛をきたす疾患

▶ 他科疾患で腰痛をきたす疾患は数多くあります。胃・十二指腸・膵臓などの消化器疾患，腎結石・尿管結石などの泌尿器疾患，妊娠や子宮内膜症・子宮筋腫・子宮周囲炎な

どの婦人科疾患なども腰痛をきたすため，怪しければそれぞれの専門科を受診するように勧めるか紹介します。

▶中でも大動脈瘤や大動脈解離はなかなか見つけることができず，見つかったときには手遅れということもあるくらい，この疾患を腰痛で来院した患者から見つけることは至難の業かもしれません。腰痛が長引くときはX線を再度行うべきですが，腹部エコーができる場合は，腎臓や大動脈も見ておくようにします。

▶腰痛が長引く場合は，一度は腰椎のMRIを行い，このときに矢状面（sagittal）と横断面（axial）で腰椎のみならず，腎臓や大動脈，腸腰筋，脊柱起立筋なども見るクセをつけておくとよいでしょう（第8章参照）。

◀文献▶

1) 日本整形外科学会診療ガイドライン委員会，他，編：腰痛診療ガイドライン2019. 改訂第2版. 日本整形外科学会，他，監. 南江堂，2019.
2) 岩田充永：レジデントノート. 2014；16(12)：2248.

【コラム：痛みには閾値がある】

　痛みの閾値（いきち）とは，あるレベルを超えると痛みを感じる，あるレベルを下回ると感じないという「しきい」を意味します。

　たとえば，風邪の場合にウイルスが体内に入り込むと徐々に増えますが，最初のうちは何も感じません。あるときにくしゃみが出たり寒気がしたりして，初めて風邪を引いたかなと気づきます。痛みも初めのうちのごく小さな痛みは感じませんが，徐々に増大して，あるときに初めて痛みを意識します。逆に痛みが治っていく場合も，完全に治っていなくても，痛みがあるレベルより小さくなると感じなくなります。

　抗炎症薬を腰痛の患者に投与しても，すぐには腰痛が治まらないことがよくあります。でも痛みが徐々に軽くなっているならば，もう少しすれば腰痛を感じなくなるはずです。

　たとえば，船のタイタニック号が沈むシーンを横の船から見ていると仮定します。真っ逆さまに沈んでいく巨船は徐々に海に飲み込まれていきます。船尾が海面から消えて海の上には船は見えなくなり，残された渦もいずれなくなり海面は何事もなかったように静かになります。でもその後しばらくの間，深い北大西洋の海底へ着くまでは，タイタニック号はどんどん沈んでいます。

　腰痛患者に抗炎症薬を投与してもなかなか痛みがなくならない場合も，「少しずつ軽減しているなら，もう少し時間が経てば，痛みを感じなくなります」と説明しています。風邪でも薬を飲んだら症状がピタッと治るわけではなく，徐々に治まっていきます。腰痛も炎症であれ，怪我であれ，すぐには痛みがゼロにならないので，少し抗炎症薬を追加・変更するなど考慮しつつ，慎重に経過をみていきます。

第5章

筆者の腰痛の考え方と治療法

▶腰痛を診断する場合に，症状や理学的所見，X線から，腰椎椎間板ヘルニアや腰部脊柱管狭窄症，骨折などと原因がかなり確定できるときは，引き続きMRIなども考慮しつつ，それぞれの治療を開始します。それぞれの疾患に関しては第10章で説明します。

▶症状や理学的所見，X線で診断がつきにくい場合は「腰椎椎間板ヘルニア」や「腰部脊柱管狭窄症」などと無理に特定の疾患にこじつけずに，腰痛と神経痛・神経麻痺にわけて考えます（図1）[1]。

▶もちろん，腰痛と神経痛・神経麻痺は密接な関係にあり，同時に症状があることもあれば時間的にずれて生じることもあります。しかし腰痛は鎮痛薬だけでなく，体操などの運動療法が非常に大切で，日常の生活動作や姿勢なども重要な要素となるのに対して，神経痛・神経麻痺は薬剤が治療の中心となります。腰痛と神経痛・神経麻痺をわけて診断と治療をするほうがわかりやすく，そして結果的にどちらも痛みを軽減できると考えています。

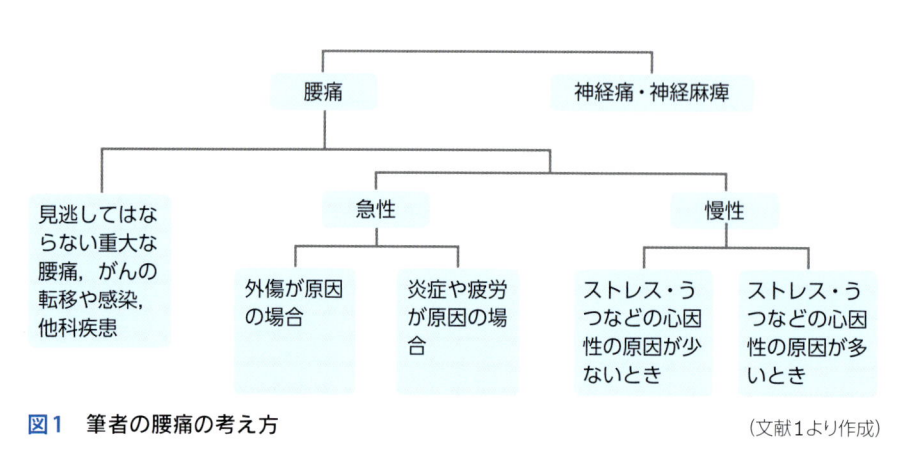

図1　筆者の腰痛の考え方 （文献1より作成）

1　急性腰痛（発症後4週間未満の腰痛）

▶急性腰痛には，外傷による腰痛と，使いすぎや同じ姿勢のとりすぎなどによる炎症性の腰痛があり，問診などからこの2つの腰痛をわけて考えます。

（1）外傷が原因の急性腰痛

▶身体を捻ったり重い物を持ったりした瞬間，洗面していて腰を伸ばした瞬間，段差を踏み外した瞬間などに生じる腰痛は，怪我つまり外傷が原因の腰痛です。医学的用語とは言い難いのですが，いわゆる「ぎっくり腰」とはこのような急に起こる腰痛のことを指します。

▶ドイツでは背後から魔女にガツンと一撃を食らうという意味で "Hexenschuss" と呼ばれています。これは，腰椎後方にある1対の椎間関節（ファセット）の捻挫や滑膜の嵌頓，筋肉の捻挫，前方の椎体の骨折や椎間板の亀裂などが主な原因です。

▶腰痛の診断方法として，主に腰椎を前屈して痛む場合は椎間板ヘルニア，圧迫骨折，椎間板の亀裂などが原因として考えられ，後屈して痛む場合は椎間関節性，腰部脊柱管狭窄症，腰椎分離症などが考えられます（第6章，図6参照）。それに加えて私見ですが，前後屈ともに痛み，痛む部位が上下に長い場合は筋肉性と考えています。

▶足関節の捻挫を想像すればわかりやすいのですが，ひどい捻挫であれば2～3日で治ることはありません。腰椎の外傷の場合は腫れや発赤などが表面に見えないので，患者も医師もどちらかといえば軽く考えがちですが，手関節や足関節のひどい捻挫ならば少なくとも2～3週間，程度によっては2～3カ月痛みが続くこともあるはずです。腰部の捻挫もすぐには治りにくいことを医師も知っておくべきで，患者にもすぐに治らないことが多いと説明しておきます。

▶ただし，外傷の場合は受傷した日か，長くても受傷後1～3日が痛みや腫れのピークです。それ以後は徐々に痛みも腫れも軽減してくることを「すぐには治らないと思いますが，徐々にましになります」と患者に説明することが大切です。その間，痛みに応じて抗炎症薬の経口投与，あるいは湿布や塗り薬の外用薬を処方し，必要なら短期間だけ軟性コルセットを装着してもらうことも考えます。

▶第1章で述べたように，腰の表面的な打撲であれば，一般的な対処と同じで冷やすこともありえますが，ほとんどの腰痛の原因は深い部分にあり，その周囲の筋肉の痙攣や攣縮をほぐすために最初から温めたほうが痛みを軽減できます。逆に腰を冷やすことは効果がありません。

▶さらに痛みが軽減するに従い，徐々に簡単な体操を指導します（第1章参照）。痛みが軽減するに従い，この体操の強度を徐々にアップしていき，元のように動いても痛くない体に戻していきます。これがリハビリであり，腰痛の治療として，さらに次の腰痛の予防としてこの体操が重要です。

（2）炎症や疲労が原因の急性腰痛

▶いわゆる「ぎっくり腰」のように，明らかに怪我もしていないのに急に腰痛が生じる場合があります。この原因として，運送や宅配，介護などの腰に負担のかかる仕事の場合もあれば，さしたる原因が思い当たらない場合も少なくありません。

▶この腰痛の原因は，外傷がないので炎症と考えます。腰の筋肉や関節の使いすぎによる炎症や疲労，神経根の出口で神経根が擦れたための神経痛による腰痛も含まれます。

▶はっきりした原因がなくても，急に首が痛くなったり手関節が痛くなったりすることは誰でも経験したことがあると思います。前日の気づかないくらいのわずかな捻挫や，寝ている間に少し変な格好になっていたなど，いろいろ遠因もあるでしょう。原因がはっきりしていれば，その原因を少しでも軽減すると同時に治療を始めますが，原因がはっきりしない場合でも，原因のはっきりしない病気はたくさんあると考えて患者に

も説明し，治療を始めればよいのです。

▶炎症が原因の場合と外傷が原因の場合では，経過が異なる可能性があることを知っておくほうがよいと思います。外傷の場合は受傷日かせいぜい1〜3日後が痛みのピークとなりますが，炎症の場合はそれ以降にさらに痛みが強くなる可能性があります。

▶初診時に腰痛が軽いため，弱い鎮痛薬を投与していても，数日〜数週後に激痛をきたすこともあり，その場合，初診時の医師の診断を患者が疑問に思う可能性があります。外傷が原因ではない炎症性の急性腰痛の場合は，治療しても数日後に痛みがさらに強くなる可能性があることを患者に説明し，その場合はもっと強い治療をするので再診するように説明しておきます。

▶治療は，外傷が原因の急性腰痛とほぼ同じであり，患者の性格と痛みの状態に合わせて適宜経口，外用，注射などの鎮痛薬を投与し，痛みが軽減するにつれて少しずつ体操をするように説明します。やはり安静は禁物で，少しでも動いているほうが早く治ることを伝えておきます。

▶次の慢性腰痛の項で説明しますが，同じ動作を続けたために筋肉や関節に炎症を起こして生じる「疲労性腰痛」や，同じ姿勢を長時間続けたために筋肉や関節の血行不良を起こし生じる「姿勢性腰痛」も急性腰痛の原因であると考えます。

▶疲労性腰痛ならば，なるべく同じ動作をし続けない工夫をすることが大事で，一瞬でも休むか姿勢を変える，あるいは背伸びでもするなどの工夫をしてもらいます。

▶運転中は運転に集中しないと危険なので，長い赤信号でブレーキを確実にしてから少しでも腰を伸ばしたり捻ったりする，あるいは1時間運転するごとに車をどこか安全なところに停めて，1分でもよいので車外に出て背伸びをしたり軽い体操をすることなどをアドバイスします。

▶姿勢性腰痛ならば，1時間ごとに背伸びや軽い体操，トイレに行く，フッと息を抜くなどの気分を変える工夫もするように説明します。筆者自身，執筆に夢中になって2〜3時間同じ姿勢でパソコンに向かっていると，しばしば腰痛を生じます。背伸びをして，部屋を移動してコーヒーを用意するだけで腰痛が治る場合もありますが，なかなか治らないこともあります。そのときは，ベッドの上に仰向けになって寝たまま少し下半身を左右に捻る体操をしてようやく治ることがしばしばです。

▶第9章で詳しく解説しますが，医学的に炎症は疼痛・腫脹・発赤・発熱の4要素を含み，ロキソプロフェン（ロキソニン®）やジクロフェナク（ボルタレン®）などのNSAIDsを処方しようとすると，「どうせ痛み止めは一時的なものでしょう？」と患者から言われることがあります。しかし図2[2]のように，NSAIDsで炎症を早く治めれば痛みも早く治まり，痛みを感じている時間・程度が少なくなり，火事で例えれば被害総額が少なくて済みます。

▶患者には「口内炎は痛いけれど，治ってしまえば歯が粘膜に当たっても痛くなくなります」「靴擦れは痛いけれど，治ってしまえば靴が当たっても痛くなくなります」「炎症が治まれば治ってしまうので，一時的ではなく根本治療にもなります」と筆者は説明し

ています。消化管潰瘍や腎機能低下の副作用がありますが，NSAIDsを上手に使いこなすことも大切です。

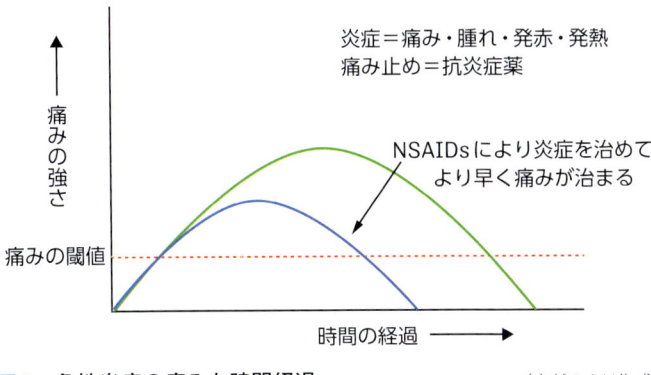

炎症＝痛み・腫れ・発赤・発熱
痛み止め＝抗炎症薬

NSAIDsにより炎症を治めて
より早く痛みが治まる

痛みの強さ

痛みの閾値

時間の経過

図2　急性炎症の痛みと時間経過　　　　　　　　（文献2より作成）

2　心因性でない慢性腰痛（発症後3カ月以上の腰痛）

※発症後4週間以上，3カ月以内の亜急性腰痛は，急性か慢性のどちらか，あるいは両方の考え方で治療を行います。

▶慢性腰痛には，たとえば椎間板ヘルニア，腰部脊柱管狭窄症など画像で異常がみえる原因もたくさんありますが，問診でわかる原因として，疲労性腰痛と姿勢性腰痛があると筆者は考えています。疲労性腰痛とは同じ動作を続けると重だるい，張ったような鈍痛をきたす状態です。肩こりにも似ています。運送や介護などに従事する方にはこの疲労性腰痛がかなり多くみられます（第11章参照）。

▶労働災害（労災）は，普通は事故や外傷による病態ですが，腰痛は繰り返し仕事をするのが原因でも労災と認められる場合があります。姿勢性腰痛とは聞き慣れない言葉でしょうが，同じ姿勢を続けると血行不良や筋肉疲労で腰痛をきたす状態です。長時間運転する，同じ姿勢で作業を長時間するなど，案外この姿勢性腰痛は多いと考えています。

▶筆者が15年以上前にこれらの疲労性腰痛と姿勢性腰痛を提唱してきた頃は，google検索で「疲労性腰痛」と「姿勢性腰痛」を検索すると，どちらでも筆者のクリニックのホームページがトップに出てきましたが，最近では様々なサイトがヒットし，疲労性腰痛も姿勢性腰痛も市民権を得てきたように思います。

（1）疲労性腰痛

▶労災では労働中の疾病の6割，仕事中の負傷による疾病の8割をも腰痛が占めています[3]（第11章参照）。労働基準法施行規則第35条および「業務上腰痛の認定基準等について（昭和51年10月16日基発第750号）」（第12章，表1参照）に書かれているように，腰痛の労災認定基準では急激な力による負傷，つまり外傷の場合と，もうひとつ「重量物を取

り扱う業務等腰部に過度の負担のかかる業務に従事する労働者に腰痛が発症した場合で当該労働者の作業態様，従事期間及び身体的条件からみて，当該腰痛が業務に起因して発症したものと認められ」とあるように，重量物などを連続して扱う場合に生じる腰痛も労災に認めています。後者の場合は，疲労による腰痛であると言えます。

▶ この腰痛を筆者は「疲労性腰痛」と呼んでいます。同じ作業を繰り返せば，筋肉が疲労して重だるい，張った感じを生じ，これが慢性腰痛の原因になる可能性が十分ありえます。運送や介護に従事する人が，怪我をしていないのに慢性の重だるい腰痛を感じるときは，この疲労性腰痛の可能性をまず念頭に置くべきだと考えます。

▶ 疲労の程度が増悪すれば，筋肉や関節の炎症性の腰痛となり，痛みがさらに強くなっていきます。仕事に対する不満感や職場の人間関係の問題，家庭の悩みなどがあれば，第9章で説明する精神的な要素と絡み合って増悪することもあります。

▶ この疲労性腰痛に対する診断は，やはり問診が重要です。産業医でなくても，腰痛で受診した患者には仕事の種類やスポーツ習慣の有無，趣味の種類，家人の介護の有無なども問診で聞いておきます。そして腰椎椎間板ヘルニアや腰部脊柱管狭窄症などの基礎疾患が診察所見やX線，MRIなどで認められない場合は，この疲労性腰痛も診断の候補とするのがよいと思います。

▶ 疲労性腰痛の治療としては，原因があれば，その原因をなるべく回避することをアドバイスします。仕事が原因であれば，職種を変更することは難しいので，仕事中の体操や姿勢の工夫，短時間でよいので腰を休めることなどを説明し，痛みに応じて経口あるいは外用鎮痛薬，コルセットなどを処方します。最近は職場で腰痛対策として体操をすることが増えていますが，まだまだ体操は普及しているとは言い難いので，慢性腰痛の治療と予防には1時間に1回程度の簡単な体操が大変重要であることを説明しておきます。職場の改善は産業医の仕事ですが，それらは第11・12章を参照して下さい。

（2）姿勢性腰痛

▶ 姿勢性腰痛は疲労性腰痛よりも聞き慣れないと思いますが，案外多い腰痛と考えています。運送業や介護に携わる人が腰痛をきたすことが多いことは誰もが想定できますが，事務や設計，運転など，同じ姿勢で座って仕事をする場合でも慢性の腰痛は起こりえます。

▶ ある意味では筋肉や関節の疲労性腰痛と重なりますが，同じ姿勢を続けるために筋肉や関節の血行が悪くなり，だるさや張りを感じます。先ほどの疲労性腰痛が使いすぎによる能動的腰痛なら，じっとしすぎて生じる姿勢性腰痛は受動的腰痛と言えるかもしれません。

▶ 誰しも同じ姿勢でじっとしていれば体のあちこちにだるさや張りを感じるはずです。この本を読まれている先生方にも覚えがあると思います。同じ姿勢をとる時間がもっと長ければ，あるいは毎日連続するならば，これが腰痛の原因になることは十分ありえます。

▶ 姿勢性腰痛の診断も問診が重要です。同じ姿勢を続ける仕事や趣味であれば，合間に

違う姿勢をとったり，1時間ごとの簡単な体操などを指導しますが，たとえば電車の運転手ならば姿勢を変えたり一定の時間に体操したりすることが不可能です．その場合は，仕事の前後に必ず腰の体操をすることを習慣づけます．あるいは，椅子と殿部の位置を前後左右にわずかでもずらすだけでも姿勢が変わって，血行不良などが少しでも改善できる可能性があります．

▶高齢者の場合，円背（亀背）と言われる，背中が曲がった状態の人が少なくありません．背中が前方に曲がっていると，まっすぐ立ったり座ったりしていても上半身が体の重心線から前方に位置することから，この上半身を起こすために背部や腰部の脊柱起立筋が常に緊張して後方へ引っ張る必要があります．このための腰痛もしばしばみられ，これも姿勢性腰痛のひとつと考えられます．

▶治療法としては，円背になりかけている人には骨粗鬆症の治療と体操，特に後ろに反らす体操を勧めますが，既に円背ができ上がった人は円背を治すことは困難です．長時間続けて座らない，立たない，歩かないように指導し，休憩をしばしばとり，座って，特に背筋を伸ばす体操を1度に2〜3回でもよいので，いつでもどこでも行うことを指導します（高齢者の場合，立って体操を行うと転倒の危険があるので座って行うほうが安全です）．簡単なコルセットを外出時に着用するのもよいでしょう．

（3）微小骨折による腰痛

▶従来，少し円背気味，あるいは円背の高齢患者が慢性の腰痛を訴え，理学的所見やX線，MRIでも原因になる新鮮な骨折などが見つからない場合が多々ありました．これはX線やMRIを施行しても明らかに新鮮な圧迫骨折はみられない場合でも，少しずつ微小骨折（microfracture）を起こして円背になりつつあり，そのために慢性腰痛が持続していたことが原因と考えられます．

▶数年前からテリパラチド〔副甲状腺ホルモン（parathyroid hormone；PTH）製剤（テリボン®，フォルテオ®）〕，さらにスクレロスチンの作用を抑えるロモソズマブ（イベニティ®）といった皮下注射薬が使用可能となり，これらの注射薬を用いるようになってから先ほどのような慢性腰痛を訴える患者がかなり減少しました．

▶骨折予防に強力な作用のあるこれらの注射薬が微小骨折を防止したために腰痛が消失した可能性が高いと筆者は考えています．

▶このように，高齢者の慢性腰痛で原因不明の場合，骨粗鬆症による持続的な椎体の微小骨折が原因のひとつであると考えられます．

▶GL2012[4]では慢性腰痛の85％，GL2019[5]では22％が原因不明の腰痛とされていますが，これまで述べてきた疲労性腰痛，姿勢性腰痛，持続的な微小骨折による腰痛の3つがこの22％の原因不明の腰痛に含まれていると筆者は考えています．

◀文献▶
1）井尻慎一郎：腰痛はガンでなければ怖くない．創元社，2015．
2）井尻慎一郎：曲がる腰にもワケがある．創元社，2011．

3) 井尻慎一郎：クリニックにおけるリアルな腰痛診療. 日本医事新報社, 2020.

4) 日本整形外科学会診療ガイドライン委員会, 他, 編：腰痛診療ガイドライン2012. 日本整形外科学会, 他, 監. 南江堂, 2012.

5) 日本整形外科学会診療ガイドライン委員会, 他, 編：腰痛診療ガイドライン2019. 改訂第2版. 日本整形外科学会, 他, 監. 南江堂, 2019.

【コラム：湿布でかぶれるのはなぜ？】

　「かぶれない湿布が欲しい」としばしば患者から求められますが，「万人がかぶれない湿布はない」と説明しています。湿布でかぶれるかどうかは，その人と湿布の相性によります。また，腰ではかぶれないけれど膝ではかぶれるなど，同じ湿布でも貼る部位によりかぶれたり，かぶれなかったりします。体調や貼り続ける時間でも違いがあります。

　1日1回貼るタイプの湿布は，原則1日24時間貼り続け，1日2回貼るタイプは12時間貼り続けるようにと製薬会社が説明しています。しかし湿布を貼り続けると皮膚が傷みます。湿布に含まれる抗炎症薬は，5～8時間で相当量が皮膚から吸収されます。そのため，少し早めに剝がして皮膚を休めるとかぶれが起こりにくくなります。

　注意すべきは，湿布の種類によっては「光線過敏症」というアレルギー性のかぶれを生じる場合があることです。湿布の形に皮膚がかなりひどくただれるので，ステロイド軟膏などで治療します。これは抗炎症薬のひとつであるケトプロフェン，インドメタシン，フェルビナクが皮膚に残っているとき，そこに紫外線が当たることで生じるかぶれです。湿布を剝がしてから4週間でもかぶれる恐れがあるので，注意が必要です。

　光線過敏症は1万人に2～5人の割合で起こる症状なので[1]，実際には生じない人が大多数です。とはいえ，長時間日光が当たる部位には湿布を貼らないように指導します。湿布を貼った後にかぶれやかゆみ，水疱が生じた場合は，湿布の使用をやめて早めに来院してもらうか，皮膚科を受診するようにと説明します。また，光線過敏症を起こす可能性もあるので，友達や家族内で湿布のやり取りをしないように注意します。

◀文献▶

1）　厚生労働省：ケトプロフェン外用剤による光線過敏症に係る安全対策について．
　　https://www.mhlw.go.jp/www1/kinkyu/iyaku_j/iyaku_j/anzenseijyouhou/276-1.pdf

第6章

腰痛の診察法──問診と診察の重要性

（本章はwebコンテンツ「動画で学ぶ腰痛診療」[1]を元にしています）

1 問診

▶忙しい外来で，腰痛患者に詳細な問診をすることは実際には困難であり，短い時間に必要最小限の情報を得る訓練が必要となります。問診票に主訴と現病歴や既往歴，職歴や治療法の希望などをできるだけ書いてもらい，さらにあらかじめ看護師にある程度問診をしてもらっておけば，少しでも時間が短縮できて情報を得やすくなります。**表1**に問診の内容を示します[1]。

表1　問診の内容

・年齢，性別
・職業 職業を始めたときと腰痛をきたしたときの時系列（新しい仕事を始めたばかりで腰痛をきたしたか，以前から同じ仕事をしているのに急に腰痛をきたしたか）
・性格 積極的，くよくよ，悪いところがあると言われたほうが安心するタイプや悪くないと言われたら安心するタイプ（特に診察やX線検査後に大きな問題はないと説明すると，これほど痛いのにこの医師はわかってくれないと，かえって不信感を抱く患者もいる）
・急性か慢性か
・怪我か炎症か
・スポーツや趣味
・じっと座っていることが多くないか，歩く距離が多すぎないか
・いつ痛みを感じるか じっとしていてか動いてか，動き始めが痛くても動き出したらましか，寝ていて，起床時，寝起き，寝返り，座っていて，立っていて，歩いていて，歩き始めか，歩いてしばらくすると痛いか，重い物を持って前屈から腰を伸ばすとき，仕事中か，朝方か夕方か
・どのような痛みか 鈍痛，だるい，激痛，間欠的か，間欠性跛行か，周期的か，季節的か，生理に関係あるか，前屈で痛むか後屈で痛むか両方か，前屈から伸ばすときに痛いか，殿部や太腿に響くか，太腿の前か後ろか
・膝を超えて下腿や足に痺れや痛みなどの神経痛があるか
・不安要素があるか，ストレスがあるか，思い込みがあるか，素直かそうでないか
・薬が嫌いか好きか
・精査を希望か

（文献1より引用）

▶ もちろん，短い診察時間でこれらすべての情報を聞き出すことは不可能で，効率的に必要な部分を問診する必要があります。特に下肢の麻痺が強い場合には失禁，便失禁，排尿障害や便秘などの膀胱直腸障害を聞いておきます。

▶ また，捻挫や使いすぎの炎症による簡単な腰痛ならばさほどの情報は必要ありませんが，長年続いている腰痛を診断し治療することはそう簡単ではありません。1回の診察では無理でも，何回か再診する間に，少しずつ表1の情報を聞き出して患者の腰痛の背景を解きほぐしていくようにします。

▶ また，悪性腫瘍の既往の有無は必ずチェックするようにします（第4章参照）。特に，悪性腫瘍の治療中であるとか，治療が終わって5年以内のときは要注意です。

▶ ちなみに，筆者のクリニックでの初診患者への問診票には「糖尿病の有無」（ステロイド投与や関節内注射で注意が必要。特にHbA1cが7％を超えていると合併症が多いため）「緑内障の有無」（ステロイドなど禁忌の薬剤が多いため）「結核の有無（10年以内）」「悪性腫瘍の既往」「ペースメーカーの有無」を必ず記入してもらうか，看護師か医師がチェックすることにしています（図1）[1]。

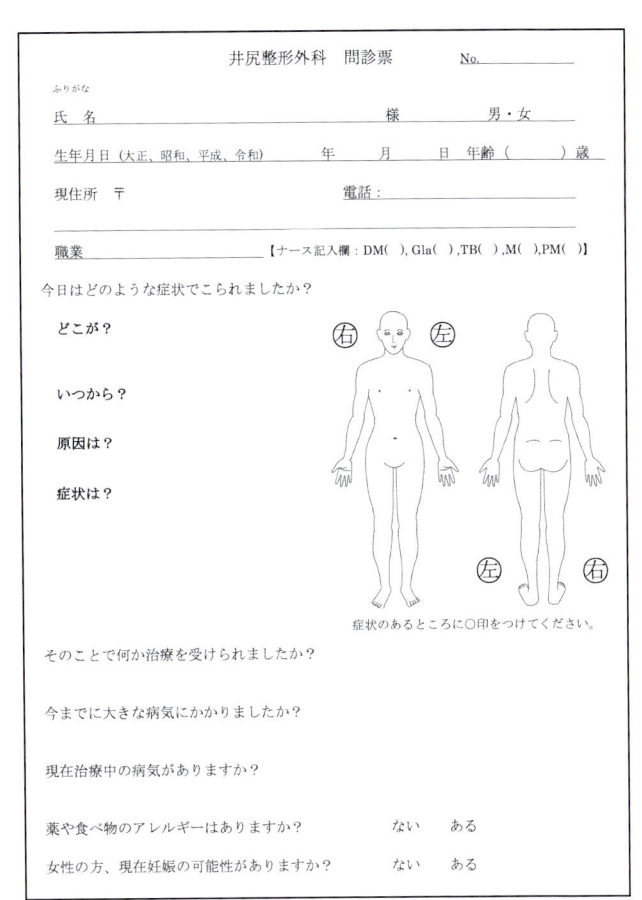

図1 井尻整形外科問診票
DM：糖尿病，Gla：緑内障，
TB：結核，M：悪性腫瘍，
PM：ペースメーカー
（文献1より引用）

▶右利きの検者に対して，右腰痛と右下肢痛の患者を想定しています。

(1) 患者の歩き方や表情などを観察する

▶診察は患者が部屋に入ってくるときから始まっています（**図2，動画1**）。歩くのもままならない様子や苦悶様の表情などの強い腰痛や小刻み歩行，麻痺性歩行の有無を確かめます。

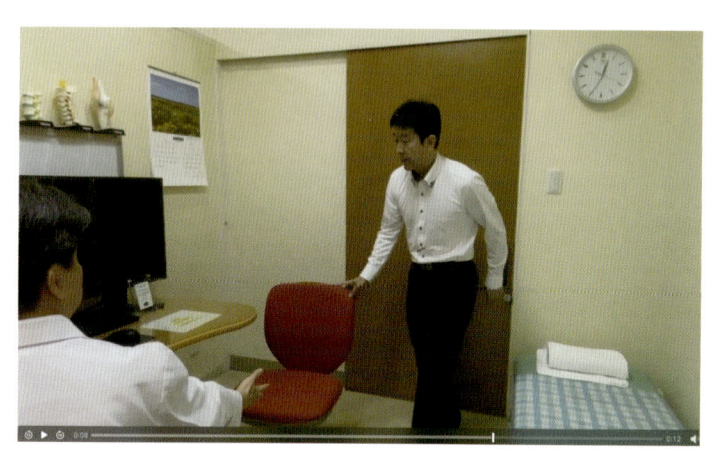

【動画1】

図2　入室

▶歩き方が小刻みでぎこちなく，同時に表情が仮面様の場合はパーキンソン病を疑います。パーキンソン病あるいはパーキンソン症候群の患者が歩行障害や腰痛で整形外科外来を受診することは案外多いと感じます。筆者のクリニックでも開業以後25年間で，30人以上の患者に対してパーキンソン病あるいはパーキンソン症候群を疑い，神経内科を紹介して初めて診断がついています。

(2) 患者を座らせ診察

① 腰部の肌を診る

▶必ず最初にベッドに脚を垂らして患者に座ってもらい，下着をめくって腰部の肌を診ます。帯状疱疹の場合は赤い水疱が肋間神経，大腿神経や坐骨神経などに沿って出現することがあり，肌の直接観察は必須です。ただし，帯状疱疹でも罹患後2〜3日は水疱が出ないため，見逃しがありえます。

▶診察室で診察する場合は，患者が女性なら年齢に関係なく，女性看護師か女性スタッフを立ち会わせておきます。後でセクハラと言われないためにも，女性の診察を決して1人だけで行わないことがきわめて重要です。

▶さらに，患者が腰痛を感じる部位（左右が痛む場合はその中央）にX線用に短い鉛線（ハンダゴテ用など）のマークをテープで貼り付けておくと，後でX線写真を見るときにどこが痛いのか集中して観察できるので，診断の精度が高まります（**図3，動画2**）。

【動画2】

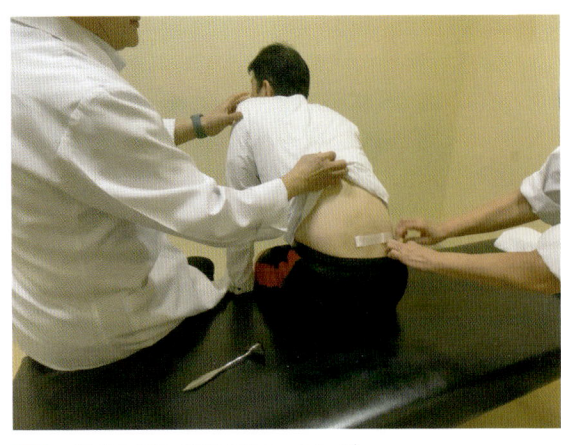

図3　座位で痛い部位にマーキング

②前屈と後屈をしてもらい，どちらのときに腰痛を感じるかを調べる（動画3）

▶主に腰椎を前屈して痛む場合は，椎間板ヘルニア，圧迫骨折，椎間板の亀裂などが原因として考えられます（**図4**）。後屈して痛む場合は，椎間関節性，腰部脊柱管狭窄症，腰椎分離症などを想定します[2]（**図5**）。私見では，前後屈ともに痛み，痛む部位が上下に長い場合は筋肉性と考えています（**図6**）[2]。

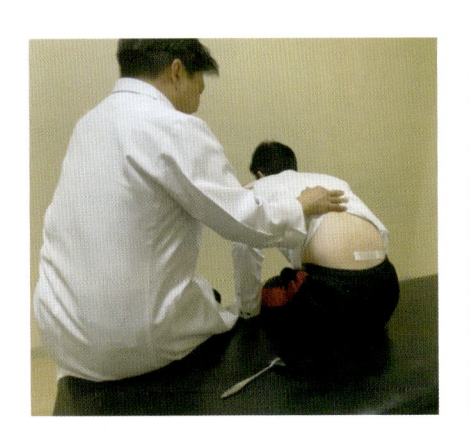

図4　前屈

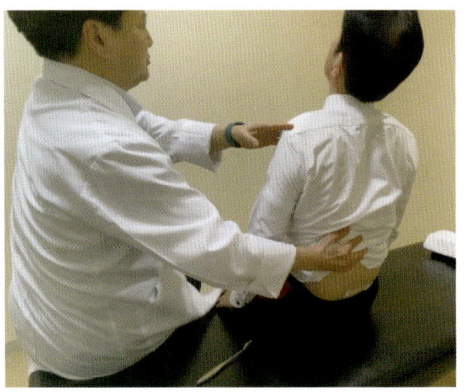

図5　後屈

【動画3】

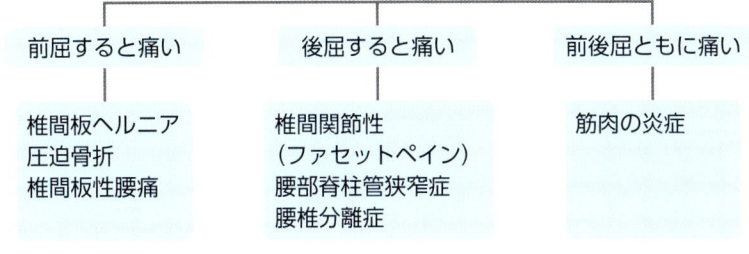

前屈すると痛い	後屈すると痛い	前後屈ともに痛い
椎間板ヘルニア 圧迫骨折 椎間板性腰痛	椎間関節性 （ファセットペイン） 腰部脊柱管狭窄症 腰椎分離症	筋肉の炎症

図6　腰椎の前後屈による鑑別　　　　　　　　　　　　　（文献2より作成）

▶ゴムのハンマーで上から胸椎，腰椎の中央で凸の棘突起を順番に軽くポンポンと叩打して，痛みの有無を検査します（**図7，動画4**）。必ず上から下へ，続いて逆に下から上へと棘突起を順番にゆっくり叩打していきます。このとき，上から下のときも下から上のときも同じ部位に叩打痛が再現されれば，その奥の椎体に悪性腫瘍か感染性脊椎炎，骨折などがある可能性が考えられます。

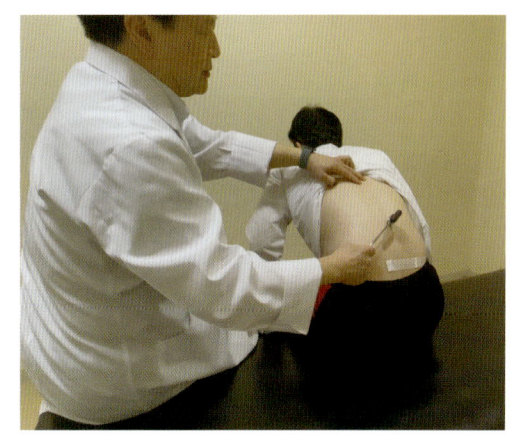

【動画4】

図7　棘突起叩打痛の有無

▶ただし**図8**[3)]のように，関連痛ともいいますが，痛みの部位と原因部位が一致するとは限りません。原因部位より数cm下の棘突起に叩打痛があったり，数cm斜め下で痛みを感じたりすることもしばしばです。

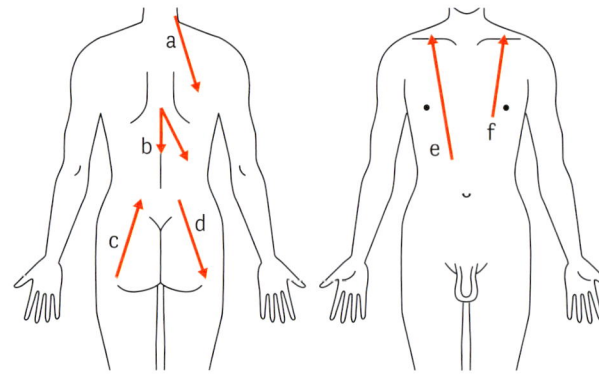

a：背中の痛みや頑固な肩こりの原因が頚椎性の神経痛
b：圧迫骨折の痛みと部位はずれることが多い
c：腰痛の原因が股関節の病気
d：股関節痛の原因が腰椎
e：右肩・首の痛みの原因が胆嚢の病気（疝痛）
f：左肩・首の痛みの原因が心臓の病気
g：上肢の痺れや麻痺の原因が肺上部の肺癌

図8　関連痛：痛みの原因部位と痛むところがずれることがある　　　（文献3より引用）

▶また，たとえば椎間関節性の痛み（ファセットペイン）は殿部に痛みが放散しやすいため，しばしば医師によって，坐骨神経痛と間違われて診断されることがあります。腰痛が殿部までに及ぶときには，坐骨神経痛がある場合もない場合もあります（第7章参照）。

▶ いずれにしても，ハンマーで棘突起を叩打する検査は，誰でも簡単にできる必須の検査です。

(3) ベッドに仰向けに寝かせ診察

① SLRテストとBragardテスト（動画5）

▶ 下肢の痺れや痛みがある場合は下肢の衣服を脱いでもらい，必ず痺れや痛みのある部位の皮膚を観察します。帯状疱疹や炎症，血行不良などを見逃さないためにチェックをしておきます。

▶ 健肢をベッド上に伸展して，患肢の膝を伸展したまま踵を持ってゆっくり天井に向かって挙上する下肢伸展挙上（straight leg raising；SLR）テストを行います（図9）。

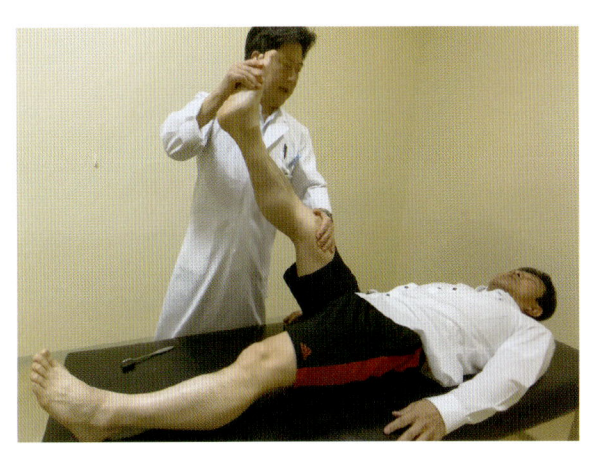

【動画5】

図9　SLRテスト
膝を伸展したまま片方の下肢をゆっくり挙上していき，腰痛が出現するかどうか，またそのおよその角度を調べる

▶ 以前はこのテストをLasègueテストと呼ぶことが多く，ほぼ同様のテストと考えられていました。しかし，膝を90°屈曲したまま股関節を90°屈曲させてから，膝を天井に向かって伸展して痛みを誘発し，さらにここから膝を曲げて痛みが軽減するかどうかをみるLasègue徴候と呼ばれる検査と混同されがちなので，膝を伸展させたまま下肢を挙上する一般的なテストはSLRテストと呼びます。

▶ このSLRテストは，体背部にある腰椎部でL5，S1の神経根がヘルニアなどによって圧迫されているときに下肢の後面を走行している坐骨神経を伸展すると，腰部の圧迫されている部位で痛みを生じるという，根性（腰椎由来の）坐骨神経痛の診断テストです。

▶ しかし，SLRテストではハムストリング（大腿後面にある大腿二頭筋，半膜様筋，半腱様筋の総称）などが硬い場合でも痛みが誘発されるため，痛みが出たときに5°ほど下肢を降ろし，痛みがなくなったときに足関節を背屈させるBragardテストを行います（図10）。このときに痛みが誘発されれば，ハムストリングなどの筋肉や関節性の痛みではなく，坐骨神経由来の痛みであることが確認できます。

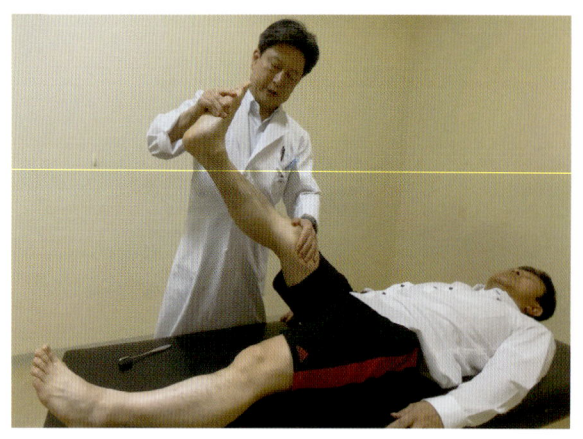

【動画5】

図10　Bragardテスト
SLRテスト陽性の場合に，下肢を5°ほど下げて，腰痛が消失してから足関節を背屈させて，腰に痛みが再現するかどうかを検査する。ハムストリングは足関節までつながっていないが，坐骨神経はつながっている

②Patrickテスト（股関節の痛みの誘発テスト）（図11，動画6）

▶SLRテストの後に，膝90°屈曲，股関節90°屈曲位で股関節を外旋させるPatrickテストを行います。このPatrickテストで股関節や殿部に痛みを生じる場合は，股関節由来の疾患が考えられます（第7章参照）。

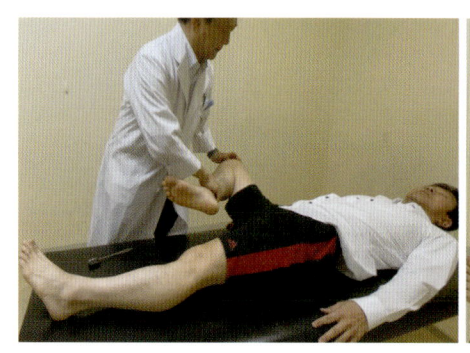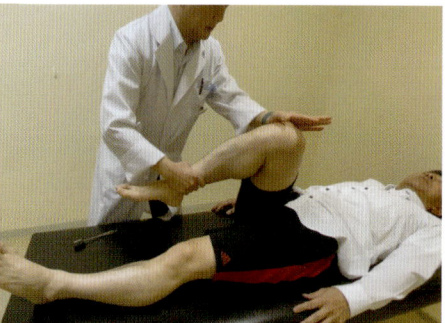

【動画6】

図11　Patrickテスト

▶SLRテストを行うときは，同時に簡単に短時間で検査できるPatrickテストを行っておけば，坐骨神経痛の痛みか，股関節由来の痛みかをある程度判断できるので，その後の診察をしやすくなります。

▶このPatrickテストは仙腸関節炎でも陽性になるので，腰椎と股関節にX線やMRIで異常がみられず，圧痛部位が仙腸関節にある場合は，仙腸関節炎も診断の候補に入れます。仙腸関節炎は原因不明と言われる腰痛の原因のひとつですが，仙腸関節炎の確定には仙腸関節にブロック注射を行い，痛みが消失するかどうかで診断します。

③ 殿部痛が腰椎由来か股関節由来かの鑑別診断

▶ 殿部から大腿後面の痛みや痺れが腰椎由来か股関節由来かの鑑別診断では，まず腰椎を反らせて殿部に痛みが放散すれば腰椎椎間関節性，腰部脊柱管狭窄症，根性坐骨神経痛の可能性を考えます（**表2**）[4]。

表2　殿部痛が腰椎由来か股関節由来かの鑑別診断（典型例）

	腰椎椎間関節性 腰部脊柱管狭窄症	根性坐骨神経痛	股関節性 仙腸関節性	ハムストリング性
腰を反らすと腰痛や下肢痛が出現	＋	＋	－	－
SLRテスト	－	＋	－	＋
Bragardテスト	－	＋	－	－
Patrickテスト	－	－	＋	－
アキレス腱反射 （健側と比較して）	同じ	低下	同じ	同じ

（文献4より改変）

▶ 股関節を仰臥位で屈曲・開排するPatrickテスト陰性で，SLRテスト・Bragardテスト陽性なら腰椎由来の神経性の可能性があります。同じ側のアキレス腱反射が健側と比較して低下していれば，根性坐骨神経痛などの神経性の可能性がさらに高くなります。

▶ SLRテスト・Bragardテスト陰性でPatrickテスト陽性なら，股関節性か仙腸関節性の可能性があります。

▶ SLRテスト陽性でBragardテスト陰性なら，ハムストリングの障害が考えられます。さらに坐骨神経が大腿後面やや外側を走行することから，大腿後面内側の障害ではハムストリングの症状である可能性が高くなります。

▶ 大腿後面外側の症状の場合はSLRテストやBragardテスト，アキレス腱反射，Patrickテストなどで総合的に鑑別診断します。

④ 膝蓋腱反射（**図12，動画7**）。

▶ 患者に仰向けのまま左膝を立てて右下肢をその上に乗せ力を抜いてもらって，ゴムのハンマーで膝蓋腱反射を左右比べます。

▶ このとき，しばしば膝蓋骨を叩いてしまうので，まず左母指と示指で膝蓋腱をつまんで膝蓋腱の位置を確かめ，さらにゴムのハンマーの尖っていない平らなほうで，軽くポンポンとゆっくり叩打すると反射が出やすくなります。

▶ ハンマーの重みで先端を自然に落とすようにすれば，左右で膝蓋腱を叩打する力加減が同じになります。

▶ 左右差が大事であり，どちらか一方の反射が亢進している場合は，胸腰髄レベル以上での疾患が考えられ，低下している場合は馬尾神経以下での疾患を想定します。片方の

膝蓋腱反射が低下している場合は，第2〜4腰椎神経（根）障害（L2〜4）が疑われます。

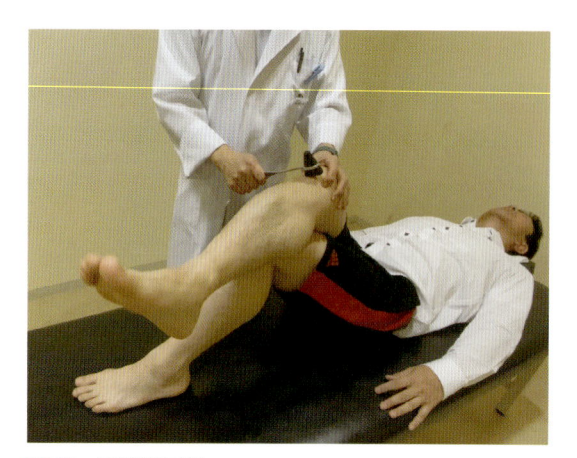

【動画7】

図12　膝蓋腱反射

⑤ clonus反射：脳・脊髄の錐体路の障害の有無（図13, 動画8）

▶ さらに，左手で患者の一方の膝を下から軽く曲げて，右手で同側の前足部を少し勢いよく背屈させてclonus反射の有無を診ます。胸髄レベル以上の疾患であれば，clonus検査陽性になることが多くなります。このclonus反射の出し方には少し慣れが必要です。

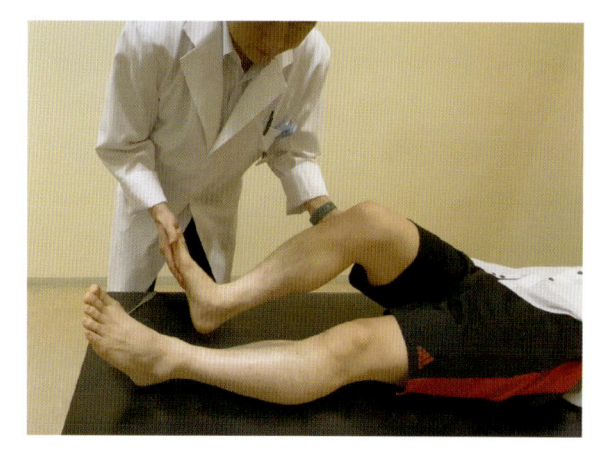

【動画8】

図13　clonus反射

⑥ Babinski反射：脳・脊髄の錐体路の障害の有無（図14）

▶ 錐体路障害などの中枢性障害を鑑別するために病的反射を診ます。病的反射の中で最も信頼できるのはBabinski反射です[5]。

▶ 打腱器の反対側の少し尖った部分などで足裏の踵部分外側から足先に向かい，さらに足指付け根で第1趾に向かい，少し強めに擦ります。足趾が背屈すれば陽性で，脳・脊髄の錐体路の障害が考えられます[5]。

▶ クリニックの外来では必要最小限の検査にとどめ，患者にあまり苦痛を与えないよう

にします。Babinski反射は脊髄損傷が疑われるときには必須の検査ですが，日常外来では足底を強く擦ると患者が痛がるので筆者は行っていません。

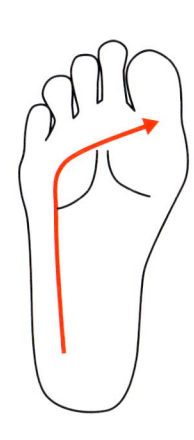

図14　Babinski反射の擦る方向
爪楊枝や打鍵器の反対側などの少しとがったもので足裏の踵部分外側から矢印の方向に足先に向かい，さらに足指付け根で第1趾に向かい，少し強めに擦る

⑦ Rossolimo反射：脳・脊髄の錐体路の障害の有無（図15，動画9）

▶ Rossolimo反射は簡単で痛みもなく行えるので，筆者はBabinski反射の代わりに行っています。患者の足底のMP関節辺りをゴムのハンマーで叩き，足趾が屈曲すれば陽性で，脳・脊髄の錐体路の障害の障害が考えられます。

【動画9】

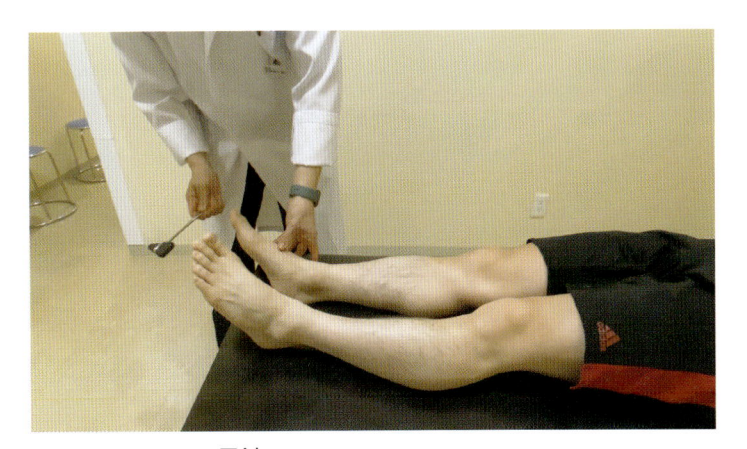

図15　Rossolimo反射

⑧ 両下肢の感覚障害や痺れを診察（図16，動画10）

▶ 足の第1～3趾辺りに感覚障害や痺れがある場合は，原因疾患が腰椎L4，L5間（L5神経根）であり，第3～5趾の場合はL5と第1仙椎間（S1神経根）に原因があると想定します。

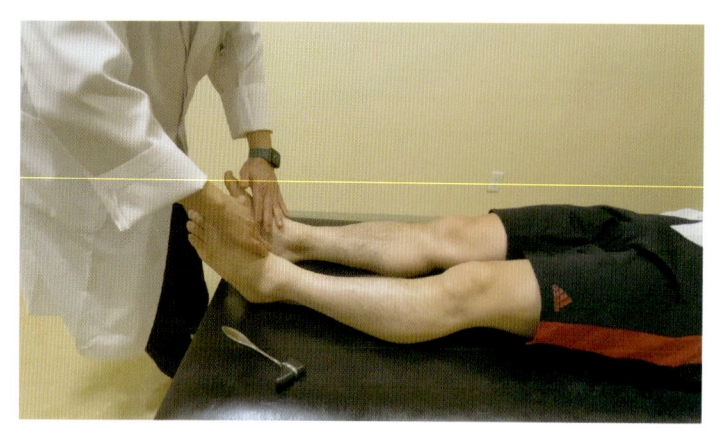

【動画10】

図16　両下肢の感覚障害や痺れを診察

⑨ 足関節と足趾の徒手筋力テスト（図17，動画11）

▶ 腰痛の診察で絶対に外せない大事な検査として，足関節と足趾の徒手筋力テストがあります。患者に足関節と足趾を反らして（背屈）もらい，検者の片手あるいは両手と力比べをして，足関節と足趾の筋力検査を行います。

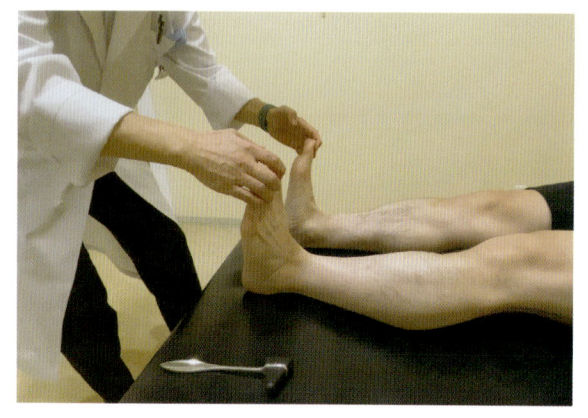

【動画11】

図17　足関節と足趾の徒手筋力テスト

▶ 次に，底屈してもらい，やはり足関節と足趾の筋力検査を行います。足関節と第1趾の背屈筋力が弱ければL5神経根障害，足関節と第1趾の底屈筋力が弱ければS1神経根障害を想定します。

▶ これらは感覚障害以外の運動麻痺の有無を調べる大事な検査で，感覚障害だけなら治療は急がないことが多いですが，運動麻痺があればある程度診断と治療を急ぐ必要があるため，必ず筋力テストを行います。

▶ 腰椎疾患で手術適応になるのは，運動麻痺が強い場合と膀胱直腸障害がある場合で，この見きわめにも足関節と足趾の筋力テストは必須です。

⑩ 血行障害の有無を診察（図18，動画12）

▶ 40歳以上の，特に男性の患者では，足背の足背動脈〔dorsalis pedis artery；DPA（英語），arteria dorsalis pedis；ADP（ラテン語）〕と足関節内果下部にある後脛骨動脈〔posterior tibial artery；PTA（英語），arteria tibialis posterior；ATP（ラテン語）〕のどちらかが触知するかの検査は必須です。

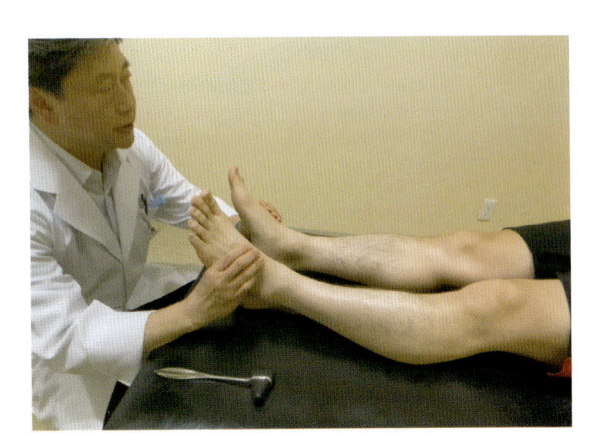

【動画12】

図18　血行障害の有無

▶ 2つの動脈のどちらも触知しない場合は，閉塞性動脈硬化症（arteriosclerosis obliterans；ASO）による下肢痛や痺れ，間欠性跛行の可能性があります。

▶ 同時に，左右の脚の温度差がないかを両手で触って感じておきます。患者の左右の脚のわずかな温度差を見つけるためには，検者の両手掌を同時に患者の左右の脚にそれぞれあてて温度を感じます。その後，検者の左右の手掌を入れ替えて患者のそれぞれの部位の温度を感じると，わずかな温度差でもわかりやすくなります。

▶ このとき，患者の両方の手掌で同じように交代に自分の脚の温度差を感じてもらっておくと患者に異常を知ってもらえます。血行障害が疑われるときには血管外科に紹介します。

（4）患者をうつ伏せにさせ診察

① 皮膚の視診とValleix（ヴァレー）の圧痛点の有無（図19，動画13）

▶ 仰向けからうつ伏せになるときに腰痛が出現するかどうかも見ておきます。このとき，女性なら恥ずかしがるので必ず女性スタッフを同席させ，できれば女性スタッフに衣服をめくってもらい，腰部，殿部，下肢に帯状疱疹などの異常がないかを視診します。

▶ さらに腰を検者の両手の母指などで押さえて，一番痛む部位を確認しておきます。前述のように，腰の痛む部位にX線検査用に鉛のマークを貼り付けておきます（左右両方が痛む場合は中央に）。さらに，殿部から大腿裏側外側，下腿の裏側を指で押さえて，坐骨神経の走行部位の圧痛があるかどうかを調べます〔Valleixの圧痛点〕（図19）。

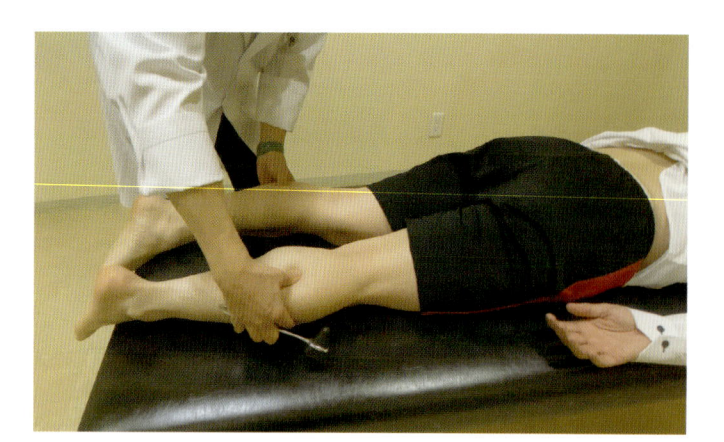

【動画13】

図19　Valleixの圧痛点の有無

▶Valleixの圧痛点は大腿後面のやや外側にあり，内側が痛む場合はハムストリングの痛みによることが多いです（図20）。

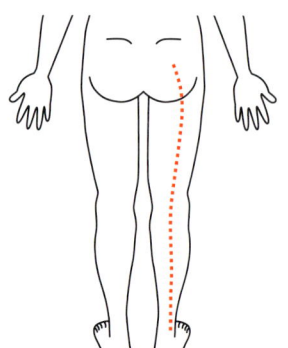

図20　Valleixの圧痛点

②大腿神経伸展（FNS）テスト（図21，動画14）

▶検者の左手で患者の右の殿部を軽く押さえながら，右手で患者の右膝関節を曲げて股関節を少し過伸展する大腿神経伸展（femoral nerve stretch；FNS）テストを行います。このときに右腰部に痛みがあれば，第2〜4腰部神経根障害が疑われます。

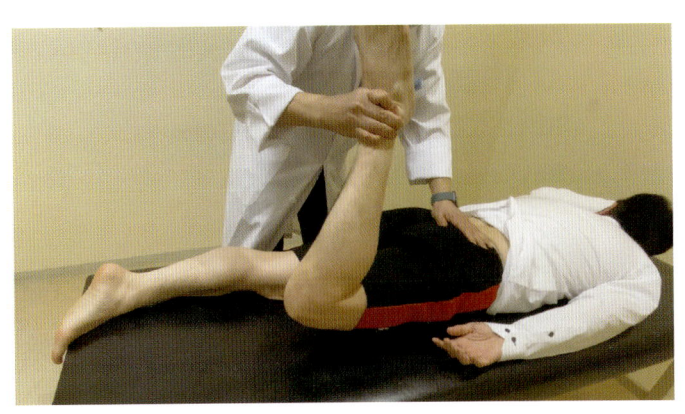

【動画14】

図21　大腿神経伸展（FNS）テスト

③ 股関節内外旋テスト（図22，動画15）

▶腰痛のテストではないですが，患者がうつ伏せのときに，右下肢，左下肢の膝を90°屈曲位で左右に捻る，股関節内外旋テストを行って，可動域が悪い場合には股関節疾患の可能性が考えられます。両側でも10秒もかからない検査なので，一緒に検査をするクセをつけておくとよいです。

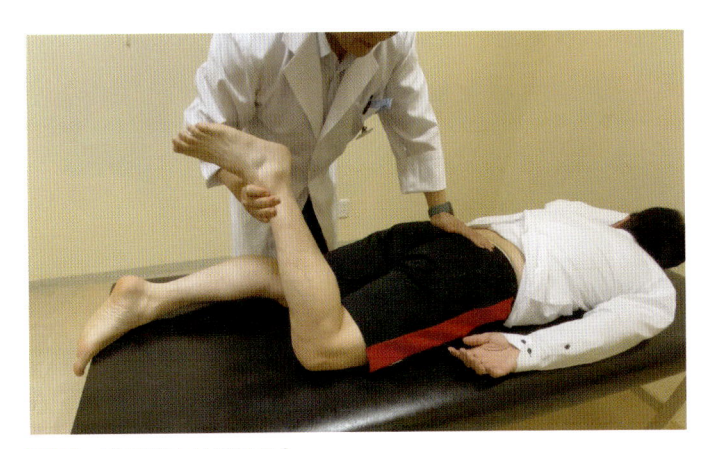

【動画15】

図22　股関節内外旋テスト

④ アキレス腱反射（図23，動画16）

▶最後に，膝を90°屈曲位にして両足先を左手で軽く下方に押さえて，ゴムのハンマーの平らなほうでハンマーの先端を水平方向に落とす感じでアキレス腱を軽くポンポンと叩いて，アキレス腱反射を左右比較します。

▶このとき患者は力みがちなので，口を半分開けて軽く息を吐くようにして力を抜いてもらいます。アキレス腱反射に左右差があれば，第1仙骨神経根部（S1）での坐骨神経障害を想定します。

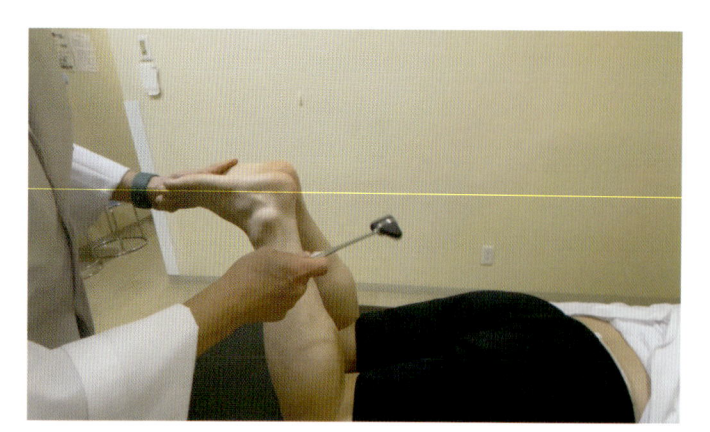

【動画16】

図23　アキレス腱反射

⑤アキレス腱反射鋭敏法（図24, 動画17）

▶アキレス腱反射に左右差があるか微妙なときは，患者に診察ベッドに膝をついて立ってもらい，壁に両手を付けてもたれ，両足をベッドの端から出して力を抜いてもらいます。両足趾を検者の左手で軽く押さえてアキレス腱の上からゴムのハンマー（平らなほう）を軽く落とすように叩けば，アキレス腱反射がかなり正確に検査できます。

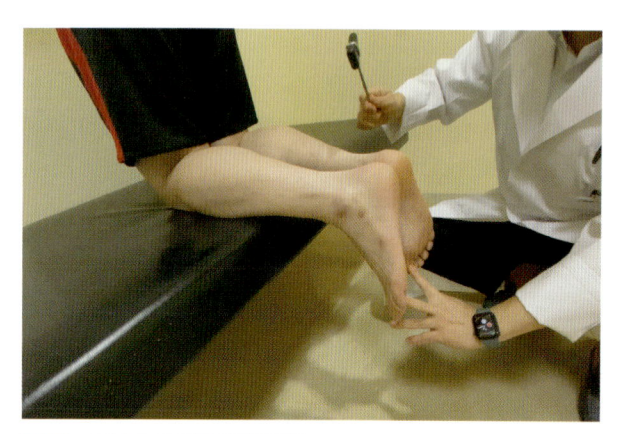

【動画17】

図24　アキレス腱反射鋭敏法

◀文献▶

1）　井尻慎一郎：動画で学ぶ腰痛診療．日本医事新報社，2020．
2）　西良浩一，他：腰痛完治の最短プロセス．角川書店，2014．
3）　井尻慎一郎：痛いところからわかる骨・関節・神経の逆引診断事典，創元社，2014．
4）　井尻慎一郎：別冊整形外．2024；1(86)：153-61．
5）　中嶋秀人：あたらしい3分間神経診察法．総合医学社，2020，p21-31．

【コラム：湿布が原因に？「アスピリン喘息」】

　アスピリン喘息は，非ステロイド性抗炎症薬（NSAIDs）による喘息発作とも呼ばれ，アスピリンだけでなくロキソプロフェン（ロキソニン®）やジクロフェナク（ボルタレン®）など，ほとんどの抗炎症薬で起こります。カロナールなどの一部の鎮痛薬では起こりません。

　抗炎症薬に対するアレルギーではなく，ある種の代謝障害で過敏反応が起こるのが原因と考えられていますが，発症機序はまだ完全にはわかっていません。家族的な遺伝性はないとされ，小児喘息でも稀で，成人になって過敏性が生じることが多いようです。

　アスピリンなどの抗炎症薬は，多くの風邪薬にも含まれているので注意が必要です。内服薬だけでなく，湿布や塗り薬でも起こります。抗炎症薬使用後30分～2時間で喘息発作が生じますが，医師も患者本人も抗炎症薬が原因と気づかないことが約半数なので，喘息発作時には湿布や塗り薬の使用歴も聞いておきます。アスピリン喘息にはほとんどの湿布は使えないのですが，サリチル酸系のMS湿布などは安全とされています。

　成人になってから発症した喘息の約10％が，このアスピリン喘息だと言われています。成人になってから喘息を発症した方，鼻づまりなどの鼻炎症状の続く方，蓄膿症や鼻ポリープのある方はアスピリン喘息の危険性が高まると言われています。大人の喘息患者の原因として，このアスピリン喘息を必ず鑑別診断にしておきます。「アスピリン喘息カード」があるので，これを患者に持っていてもらえば他の医療機関を受診したときに役立ちます。

第7章

下肢末梢神経障害の鑑別診断とそのコツ

1 木を見て森を見ずにならないように

▶下肢の末梢神経障害で整形外科を初診で受診する患者には，整形外科的疾患が原因であるだけでなく，脳梗塞やパーキンソン病などの他科疾患が原因であることが少なくありません。下肢の末梢神経障害だけでなく，歩行障害やふらつきで整形外科を受診することもあります[1]。

▶さらに神経障害の患者の訴えや症状は単純ではなく，真意を読み取る深い洞察力も必要となります[2]。

▶日常生活動作で困る障害ごとに想定される原因を表1に示します[3]。どの部位が障害されているかを知っておくと鑑別診断に役立ちます。

表1　日常生活動作における障害の主な原因

日常生活で困る代表的な症状	原因
椅子から立ち上がりにくい 階段を昇りにくい	下肢の近位筋障害
スリッパが脱げる 爪先が引っかかってつまずきやすい	下肢の遠位筋障害
ベッドから上半身を起こしにくい	躯幹筋障害，近位筋障害
階段を降りにくい	痙性麻痺，深部感覚障害，小脳障害

（文献3より作成）

2 痺れの原因疾患[4, 5]

▶痺れは多様な内容を含む表現です。感覚障害として感覚低下（鈍麻, hypesthesia），異常感覚（dysesthesia）もあれば，運動麻痺や筋・腱の痛みを患者が痺れと訴えることもあります。

▶痺れがいつ始まったか，どのようなときに生じるか，たとえば安静にしていて痺れるか，関節を動かして痺れるか，などの問診と理学所見と併せて鑑別診断します。下肢の痺れの原因と代表的な疾患を表2に示します。

表2　下肢の痺れの原因と代表的疾患

中枢疾患	脳血管障害，多発性硬化症
脊椎・脊髄疾患	頚椎症，頚髄症，椎間板ヘルニア，脊髄腫瘍，腰部脊柱管狭窄症，脊髄空洞症
末梢神経障害	絞扼性神経障害（外側大腿皮神経痛など） 血管炎，膠原病，アミロイドーシス，サルコイドーシス 代謝・内分泌疾患（糖尿病，尿毒症など） 栄養障害（アルコール多飲，ビタミン B_1・B_{12} 欠乏症） 薬剤性・中毒性（抗がん剤，抗結核薬，抗菌薬，鉛） 脱髄性疾患（ギラン・バレー症候群） 腫瘍（腫瘍随伴症候群など） 感染症（HIV，梅毒など） 遺伝性疾患（ポルフィリアなど）
循環障害・その他	閉塞性動脈硬化症，過換気症候群

HIV：human immunodeficiency virus，ヒト免疫不全ウイルス

3　症状の発症誘因の有無

▶怪我をきっかけに発症しているか，何か誘因がないかを問診で聞きます。脚を組んで座った際に片方の膝蓋骨がもう片方の膝裏の腓骨神経を圧迫して起こる下垂足，硬めのジーンズをはいてしゃがんだ際に起こる外側大腿皮神経痛（感覚異常性大腿痛：meralgia paresthetica）などは有名です。風邪の前駆症状後，あるいは鶏肉の生食によるカンピロバクター感染により，ギラン・バレー症候群になることもあります。

▶特に薬剤性末梢神経障害は，様々な薬剤で生じます。脳神経内科に紹介される患者の2～4％が薬剤性末梢神経障害とされるほどです[6]。メトクロプラミド（プリンペラン®）や胃薬のスルピリド（ドグマチール®）が錐体外路障害を起こし，パーキンソン症候群様の副作用があることは知っておくべきだと思います。

▶また各種抗がん剤，抗リウマチ薬のタクロリムス（プログラフ®），抗結核薬のイソニアジド，痛風治療薬のコルヒチンなども末梢神経障害を生じる可能性があります。神経障害性疼痛治療薬のプレガバリン（リリカ®）・ミロガバリン（タリージェ®）などによるふらつきにも注意します。

4　末梢神経障害などの発症の時間経過

▶発症の時間経過は原因疾患の鑑別診断には大変重要です。以下におよその鑑別診断を示します。

突発性発症：血管障害

急性発症（1週間以内）：脊髄性・神経根性・絞扼性神経障害，感染，代謝障害，中毒

亜急性発症（数週～数カ月）：脊髄性・神経根性・絞扼性神経障害，腫瘍，結核，免疫性

慢性発症：脊髄性・神経根性・絞扼性・変性・遺伝性神経障害

再発・間欠性：多発性硬化症

5 神経性か，関節性・筋肉性・腱性か

▶動きには関係なく，安静時でも動いているときでも，痛みや痺れが持続するときは神経性の原因を考えます。逆に下肢を動かし始めるときや動いたときに痛みや痺れが生じて，安静にすると軽減する場合は関節性や筋肉性，腱性の原因のことが多いです。

▶筋肉や腱に沿った部位の痛みを痺れと表現する患者が少なくないので，手足を動かして痛みや痺れが再現するか，圧痛があるかなどの理学的所見で，神経性か関節性・筋肉性・腱性かを注意深く鑑別診断します。

6 既往歴

▶初診の患者には糖尿病の有無を必ず確認しておきます。特にHbA1cが7％以上なら糖尿病の合併症が高くなるため注意が必要です[7]。

▶整形外科で遺伝性や家族性の疾患は多くないですが，適宜聞いておくほうがよいでしょう。

7 デルマトームと末梢神経支配領域

▶実際に下肢を触って感覚異常の有無や痛み，痺れの部位をチェックし，脊髄髄節性のデルマトームと末梢神経支配領域の違いを必ず把握しておきます（図1）[8]。

▶有名な絞扼性神経障害に限らず，様々な末梢神経障害に外来でしばしば遭遇します。末梢神経支配領域を知っていれば診断に役立ちます。

▶デルマトームに沿った痛みや痺れは脊髄性・神経根性を疑います。この場合は，腰椎を反らしたときや咳やくしゃみの際に下肢に痛みや痺れが放散することが多くみられます。

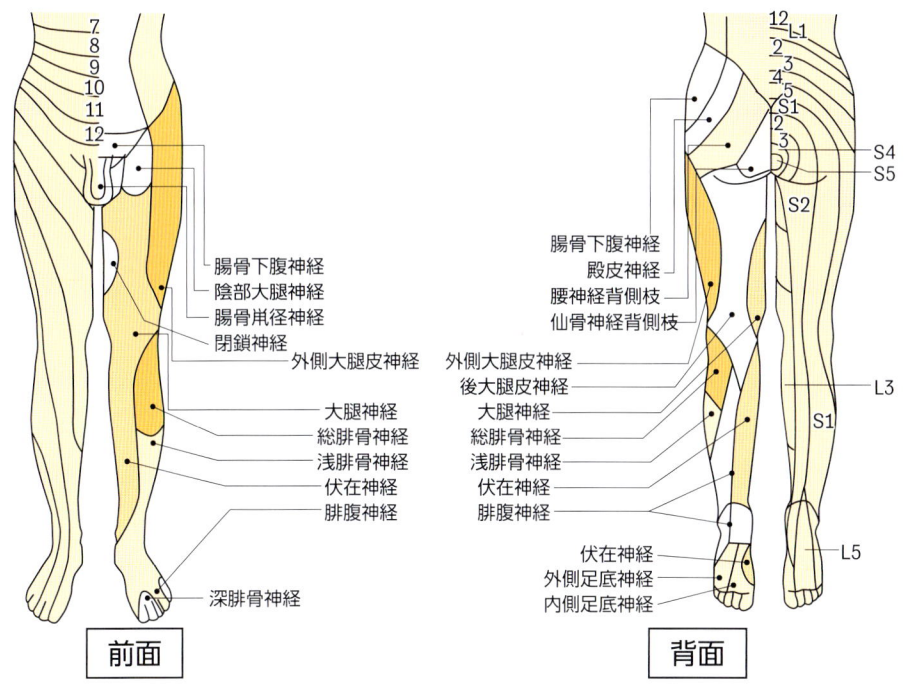

図1　デルマトーム（右下半身）と末梢神経支配領域（左下半身）　　　　(文献8を参考に作成)

8 腱反射の機序

▶末梢神経障害の所見としては，ⓐ手足の痺れ感・感覚鈍麻などの感覚障害，ⓑ筋萎縮・筋力低下などの運動麻痺，ⓒ膀胱直腸障害・起立性低血圧などの自律神経障害，ⓓ腱反射の減弱・消失があります。腱反射が減弱または消失することは末梢神経障害の重要な所見です。

▶腱反射の機序を**図2**に示します[8]。ハンマーで腱や筋肉が伸展されると筋紡錘が感知し，長さを戻そうとします。感覚神経，脊髄，下位運動ニューロン，神経筋接合部の反射弓のどこかに障害があれば反射が減弱または消失します。

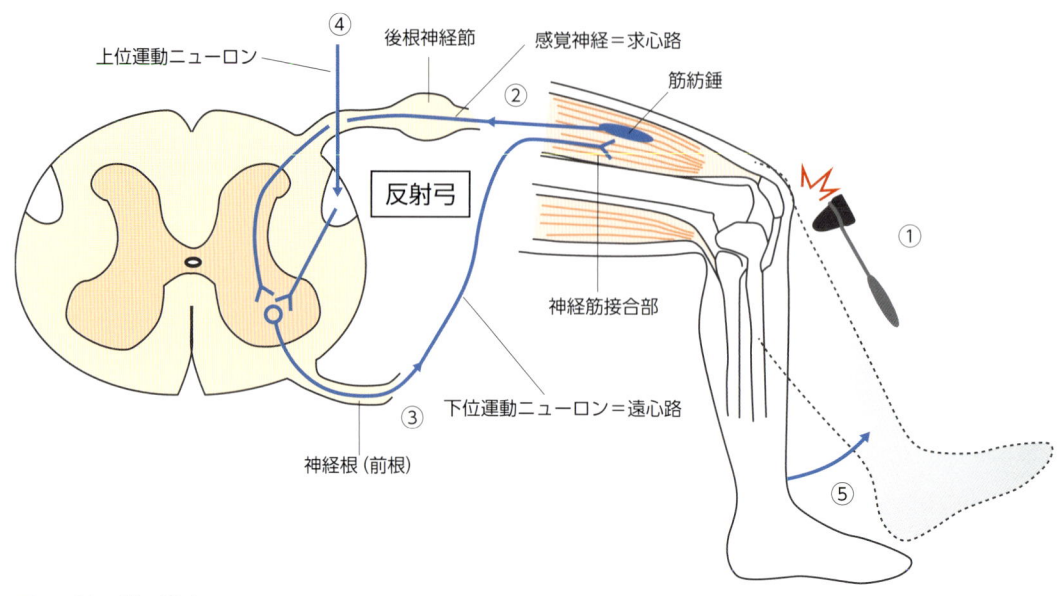

図2　腱反射の機序
①腱を叩打し腱が伸展→②筋紡錘が感知し脊髄前角細胞へ伝達→③前角細胞（下位運動ニューロン）が興奮し，瞬間的に筋の収縮が起こる→④下位運動ニューロンは上位運動ニューロンから抑制を受けている→⑤これにより反射は過剰になりすぎず，適度な強さになる　　　　　　　　　　　　　　　　　　　　　　　　　　　　　　（文献8を参考に作成）

9　腰椎椎間板ヘルニアによる根性坐骨神経痛のヘルニア高位診断[9]

▶腰椎椎間板ヘルニアが原因の神経障害の症状は，主にデルマトームに沿った一側下肢の痛みと痺れです。腰椎を前屈すると症状が悪化することが多いです。**表3**に腰椎椎間板ヘルニアの高位鑑別診断法を示します。

表3　腰椎椎間板ヘルニア高位別　誘発テストと腱反射

神経根（椎間高位）	神経根症状誘発テスト	腱反射
L3（L2〜3間）	大腿神経伸展テスト陽性	膝蓋腱反射低下
L4（L3〜4間）	大腿神経伸展テスト陽性	膝蓋腱反射低下
L5（L4〜5間）	SLRテスト陽性	正常
S1（L5〜S1間）	SLRテスト陽性	アキレス腱反射低下

SLR：straight leg raising，下肢伸展挙上

10　外側大腿皮神経痛（感覚異常性大腿痛：meralgia paresthetica）

▶鼠径靱帯の下で外側大腿皮神経が絞扼される外側大腿皮神経障害は，一側の大腿前面から外側にかけて痛みや痺れを生じます。膝以下は正常です。運動麻痺はありません

（図1参照）。

11　高齢者の大腿前面の痺れやだるさ

▶また，高齢者の両大腿前面の痺れやだるさは神経障害が原因ではなく，大腿四頭筋力低下が原因のことがあります。

12　下垂足の鑑別診断（表4）

▶L5神経根障害（L4/5腰椎椎間板ヘルニア）が原因のときは腰下肢痛の合併が多く，L5神経根由来の脛骨神経支配の後脛骨筋も筋力低下をきたすので，足の背屈（前脛骨筋）のみならず後脛骨筋による足の底屈と内反の筋力低下も生じます。

▶これに対して膝裏での絞扼による腓骨神経障害では，腰下肢痛はほぼみられず足の背屈（前脛骨筋）のみの障害で，足の底屈と内反力は保たれます。

表4　下垂足の鑑別診断

	L5神経根障害（L4/5腰椎椎間板ヘルニア）	腓骨神経障害（膝裏）	脳血管障害
特徴	腰下肢痛の合併が多い	腰下肢痛を認めない	片麻痺を呈する
	L5神経根由来の脛骨神経支配の後脛骨筋も筋力低下を生じるので，足の背屈（前脛骨筋）のみならず後脛骨筋による足の底屈と内反の筋力低下も生じる	足の背屈（前脛骨筋）のみの制限 後脛骨筋は脛骨神経支配で腓骨神経支配でないため，後脛骨筋の足の底屈と内反力は保たれる	腱反射亢進・病的反射陽性

13　足根管症候群

▶足の裏だけが痺れる場合には，足関節内果の下方で脛骨神経が絞扼される足根管症候群の可能性があります。踵の部分は痺れないことがほとんどです。整形外科の本には記述が少ないですが，脳神経内科の本には多く，実臨床でも案外多い疾患です。

▶足の裏の痺れというだけで腰椎が原因と考える医師が多いと思いますが，この病気を知っていれば，腰椎のMRIで正常ならば原因不明とすることも，逆に腰椎椎間板ヘルニアや腰部脊柱管狭窄症があるだけでそれを原因とすることもなくなると思います。

14　モートン病

▶足の第3・4趾（第2・3趾や第4・5趾もあります）の，主に底側に痛みや痺れ，歩行時痛をきたす疾患です。足趾神経が腫瘤状に肥大し，靱帯と地面で圧迫されて痛みと感覚障害を生じます。

15 足趾の神経障害

▶ 筋肉による緩衝組織が少ない足趾では，特に外反母趾傾向で爪先^{つまさき}の狭い靴を履いたときなどに，第1趾の内側背面か底面に痺れを生じることがあります。

◀文献▶

1) 井尻慎一郎：別冊整形外. 2024；1(86)：153-61.

2) 橘 滋國：脊髄外科. 2014；28(1)：24-8.

3) 中嶋秀人：あたらしい3分間神経診察法. 総合医学社, 2020, p3-8.

4) 福武敏夫：神経症状の診かた・考えかた. 第3版. 医学書院, 2023, p108-53.

5) 中嶋秀人：あたらしい3分間神経診察法. 総合医学社, 2020, p89-94.

6) 佐藤亮太, 他：Brain Nerve. 2020；72(2)：166-70.

7) 日本糖尿病学会, 編：糖尿病診療ガイドライン2024. 2024, 南江堂, p27-35.（2024年8月31日アクセス）
https://www.jds.or.jp/uploads/files/publications/gl2024/02.pdf

8) 新垣慶人：感覚系. ジェネラリストのための神経診察. 難波雄亮, 他, 編, 日本医事新報社, 2021, p37-46.

9) 永島英樹：腰椎変性疾患腰痛・下肢痛の診察法. 標準整形外科学. 第14版. 井樋栄二, 他, 編, 医学書院, 2020, p554-7.

【コラム：冷湿布と温湿布の違い】

　古い時代の湿布と言えば，水分を含み気化熱で冷やす分厚いパップ剤という湿布にメントールを加え清涼感を感じるようにした，いわゆる「冷湿布」と，カプサイシンやトウガラシエキスなどの効果で皮膚の血管を開いて温かく感じる「温湿布」しかありませんでした。しかしこれらの第一世代の湿布には，炎症や痛みを抑える効果はほとんどありませんでした。

　30年くらい前からは，経口用の強力な抗炎症薬のフェルビナク，ロキソプロフェン，ジクロフェナクなどを含んだ第二世代の湿布が使われるようになりました。これらは第一世代の湿布とはまったく異なる「抗炎症湿布」で，強力に炎症，痛み，腫れや熱を抑える効果があります。つまり，急性期にも慢性期にも使える便利な湿布です。

　ただ，これらの抗炎症薬そのものは皮膚に浸透してもほとんど何も感じないので，第一世代の湿布で使われていたメントールを追加したり，パップ剤で清涼感を感じるようにしたりしています。けれども，これらの湿布は患部を冷やすのではなく，抗炎症薬の効果により患部の痛みや腫れ，熱感を抑えます。現在病院やクリニックで処方するほとんどの湿布が，この第二世代の抗炎症湿布です。

　一方，トウガラシエキスにロキソプロフェンなどを加えた，温かく感じて抗炎症効果がある第二世代の「温湿布」や「温感湿布」は現在も販売されています。ただし，温湿布はかぶれやすいので，患者が希望しない限り筆者は処方していません。

第8章

画像診断

1 X線の見方

（1）腰椎の単純X線読影の基本

▶一定のA・B・C・Sの順序に従って，X線の隅から隅まで読影する習慣を身につけましょう[1]。

> A：Alignment（脊柱配列）
> B：Bone（骨）
> C：Cartilage（軟骨：椎間腔，椎間関節，仙腸関節，股関節）
> S：Soft tissue（軟部組織）

▶腰椎正面X線像でも下のほうの股関節に変形性股関節症が見つかったり，X線像の一番上の端の椎体に骨折があったり，案外隅に病変が存在していることも少なくありません。

① 腰椎正面像

▶腰椎のアライメント，骨棘などの変形性変化，椎間板の幅（特に左右差）などを確認します。椎体の左右の高さが異なり，椎体の右側あるいは左側だけ，もしくは中央部分だけが骨折して椎体が狭小していることもあります。そのような場合は腰椎側面像では椎体の狭小部が正常部分にマスクされて骨折を見逃すこともあるので，正面像でも確認しておきます。

▶図1は72歳女性で，転倒3日後に腰痛で受診したときのX線写真です。椎体の圧迫骨折はX線写真で側面像のほうが正面像よりわかりやすいことが多いのですが，この症例においては側面像では骨折が判別しにくく，正面像で右椎体高が左椎体高より狭くなっていることがわかり，第2腰椎（L2）圧迫骨折と診断しました。

▶図2は腰椎側面の拡大像ですが，腰椎前面のカーブが少し角張って凹んでいます。腰椎側面像で明らかな椎体骨折が見えない場合，椎体前面のカーブの一部が凹んでいたり，逆に凸になっていたりすれば，その部分での骨折が強く疑われ，1週間後にX線を再検すると骨折の有無がわかります。

▶図3は転倒4週後のX線写真ですが，側面像で明らかに椎体上面の落ち込みがみられ，椎体上方には既に骨折治癒機転のカルシウム沈着が白くみられます。

▶椎弓根がしっかり見えるか〔転移性骨腫瘍であれば椎弓根消失像（pedicle sign, winking owl sign）〕，透亮像，硬化像などを確認します。

▶椎間板腔はL4/5が一番大きいので，L4/5間が他の椎間より狭いときは椎間板の変性

やヘルニアなどの可能性があります。

▶横突起の中では第3腰椎横突起が一番大きいですが，横突起骨折は見逃されやすいので，打撲などの外傷の場合は横突起も注意して見るようにします。

▶腸腰筋の軟部陰影が左右対称で膨隆がないか，陰影が不鮮明でないかも見ておきます。

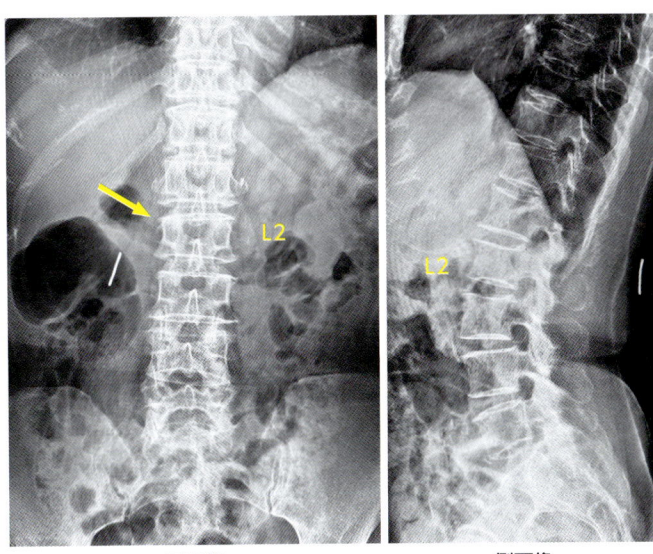

正面像　　　　　　　　　　側面像

図1　72歳女性，L2骨折（転倒3日後）X線像
正面像で右側の椎体高が左側より少し減少している（黄矢印）
側面像では椎体高は少しだけ減少しているがわかりにくい
側面像で椎体前面がなめらかではなく，少し角張って凹んでいる
側面像でL2椎体上面が一直線ではなく，少し粗造にみえる

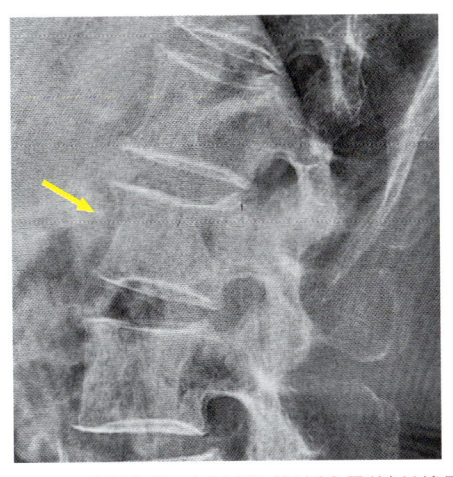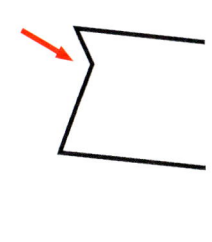

図2　72歳女性，L2骨折（転倒3日後）X線側面拡大像
椎体前面がなめらかなカーブではない

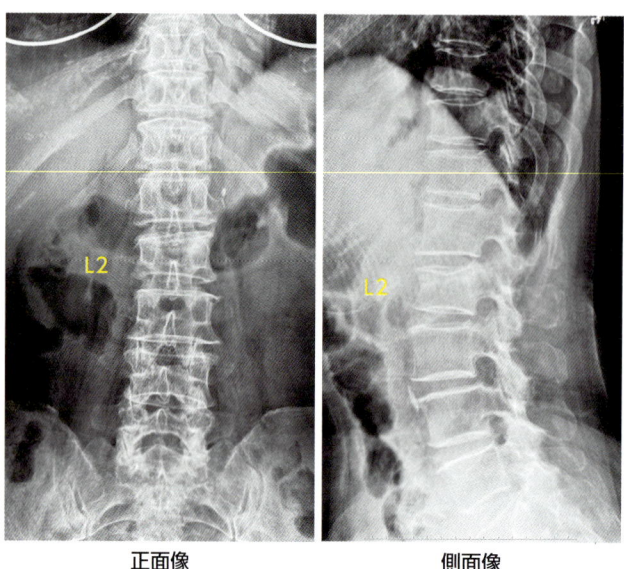

正面像　　　　　　　　側面像

図3　72歳女性，L2骨折（転倒4週後）X線像
側面像でも椎体高の減少がみられ，椎体上部にはカルシウム沈着が生じている

② 腰椎側面像

▶腰椎すべり症などのアライメントの異常，椎間板の幅，椎体の幅（骨折などの有無），透亮像，硬化像，椎体辺縁の輪郭のシャープさなどを確認します。転移性骨腫瘍であれば，異常像は1椎体に限局して椎間板に及ばないことがほとんどですが，化膿性や結核性の感染性脊椎炎では，椎体と椎間板，あるいは2椎間にわたって異常があることが多くみられます。

▶椎体骨折は側面像で見やすいのですが，正面像で説明したように，椎体の左右どちらかだけが骨折した場合には，側面像では椎体の高さが正常に見えることがあるので注意が必要です。必ず正面と側面の2方向で判断します。

③ 腰椎斜位像

▶腰椎椎弓部分の，いわゆる「スコッチテリア犬の首輪像」があるかないかで腰椎分離症の有無をチェックします。腰椎分離症はX線側面像でみられることもありますが，逆に斜位像でもはっきりしないことや，片側分離症の場合もありえます。確定診断にはCTが有用です。

▶斜位像で腰椎椎間関節とその間隙がよく見えるので，椎間関節の骨棘や関節裂隙狭小などの変形性変化を見ることができます。

▶筆者は胸椎や腰椎のX線検査を行うときに，患者が痛がる部位にハンダゴテの鉛のマークをテープで貼りつけています。前述した関連痛で実際の病変部位と体表で痛む部位がずれることはしばしばありますが（第6章，図8参照），それでも痛む部位をX線上にはっきりと示すことができるので，今まで数多くの情報が得られてきました。

▶ たとえば，**図4**の27歳男性の右腰痛のX線写真では，患者は腰を捻って受傷し，下肢症状はなく，前屈では腰痛が出現せず，後屈で右腰部に痛みが再現することと，左前斜位像で鉛のマークが右L4/5（L3/4もありうる）の椎間関節部位にあることなどから，痛みの原因が右L4/5間の椎間関節（ファセット）の捻挫であることがわかります。

▶ 学会発表や論文用のX線写真に鉛のマークはないほうがよいでしょうが，実際の診察現場ではマークをつけたほうが有用であることがしばしばです。X線で骨折がみられても，腰痛の部位がその骨折部位と大きく離れている場合，骨折が古い骨折であり今回の腰痛の原因ではなく，今回の病因は別にあることがわかることもあります。

▶ 腰部の左右両方に痛みがあるときは，鉛のマークを中央に貼りつけて，X線像を見るときにマークの左右に原因を探すようにしています。

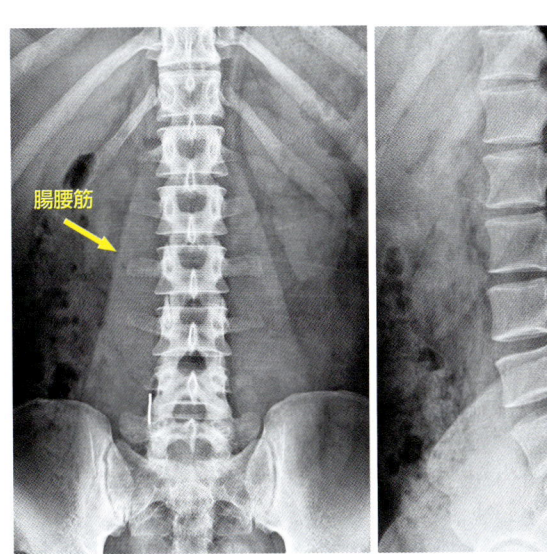
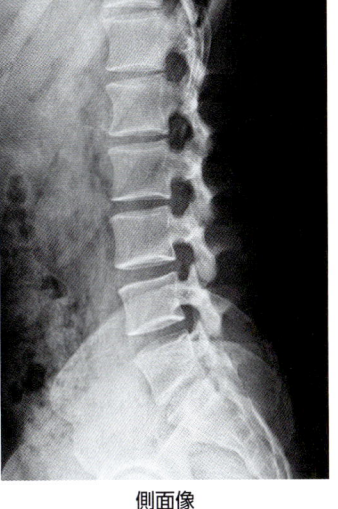

正面像　　　　　　　　側面像

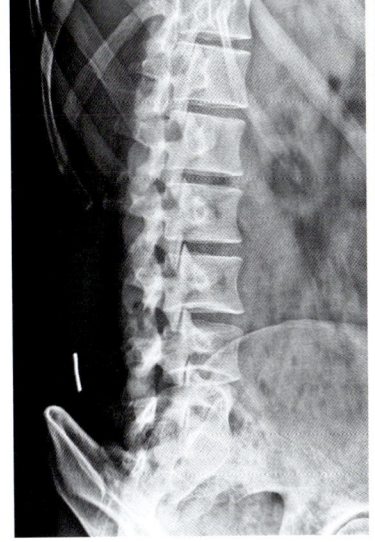
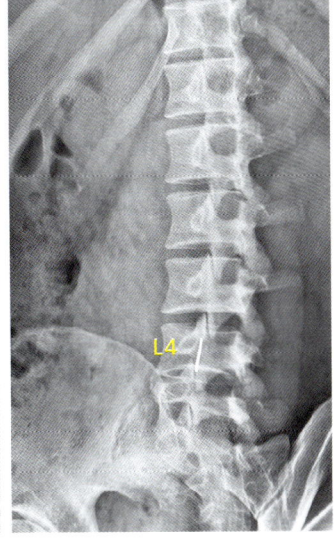

右前斜位像　　　　　　左前斜位像

図4　27歳男性，右腰痛
左前斜位像で鉛のマークがL4とL5間（L3とL4かもしれないが）の右椎間関節部にあり，この椎間関節痛であることがわかる。正面像で腸腰筋陰影が綺麗に描出されている

④ 側面前後屈像（機能撮影）

▶ 腰椎不安定性は静止画像では診断できないため，腰椎側面像で最大前屈と最大後屈を比較して不安定性脊椎がないか調べることもあります。

⑤ X線読影で骨折を見逃さないコツ

▶ X線で骨折を見逃さないコツとして，手足や肋骨などの骨折でも通じることですが，X線をみるときにできればルーペ機能で拡大して，骨の輪郭を一筆書きで一周するように目で追っていきます。骨の輪郭はほぼ曲線であり，角張っていません。骨の輪郭（骨皮質）に角張った箇所があったり，ずれたり重なっていたり，凸や凹の部分があったりする場合は骨折が疑われます。

2 MRIの見方

▶ 軟部組織のコントラスト分解能が高く，脊椎周辺の組織や椎間板，神経などの評価や腫瘍・炎症性病変の診断に適しています。神経麻痺や重篤な疾患が疑われるときは，X線に続いて速やかに行うべき検査です。ただし，閉所恐怖症や心臓ペースメーカー装着，体内に金属が入っている場合，刺青がある場合など，MRIが施行できないこともあります。

▶ T1強調像では水分と炎症が黒く写ります。T2強調像では水分と炎症，脂肪が白く写りますが，脂肪抑制T2強調像では水分と炎症が白く，脂肪が黒く写るため，脊椎骨折や炎症（白く見えます），腫瘍性病変などの評価に有用です。

▶ 普通のMRIでは，矢状面と横断面がT1強調像とT2強調像の2種類の条件で撮影されます。脂肪抑制T2強調像を追加すると3種類の条件となりますので，時間の制約で2種類しか撮影できないときは，T2強調像と脂肪抑制T2強調像の2種類で撮影してもらうのがよいと思われます[2]。

▶ 脊柱管内だけに注意を向けていると，外側椎間板ヘルニア（側方ヘルニア）を見逃すことがあります。椎間孔から外側にかけて椎間板ヘルニアがないかどうか，矢状面と横断面を何度か交互にしながらよく観察することが大事です。

▶ 図5は65歳女性の右下肢痛で，L2/3右外側椎間板ヘルニアのMRI写真です。L2/3の椎間孔の外側で大きな椎間板ヘルニアがあります。

▶ 腰椎のみならず，矢状面では大動脈瘤などの有無，横断面では水腎症や大動脈，下大静脈，腸腰筋，脊柱起立筋なども見ておきます。

▶ 腰痛が長引く場合には，一度は腰椎MRIを施行しておくべきでしょう。

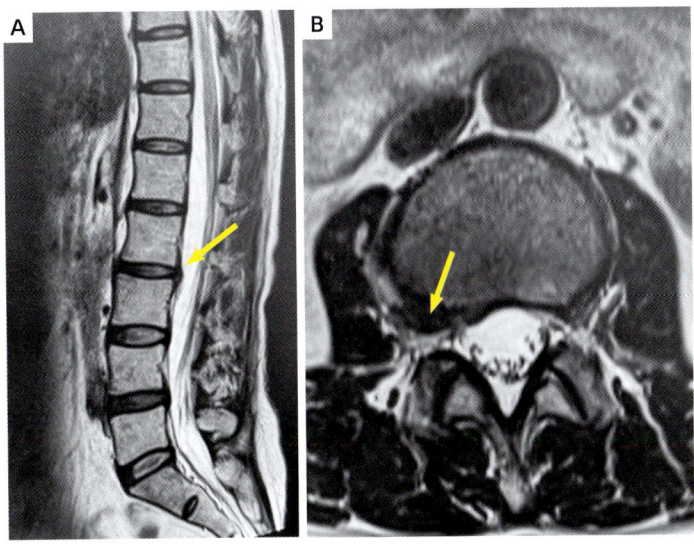

図5　65歳女性，右下肢痛，L2/3右外側椎間板ヘルニア
A：T2強調 矢状像。L2/3にヘルニアがあるが大きくないように見える（黄矢印）
B：T2強調 横断像。L2/3外側に大きなヘルニアがみられる（黄矢印）

③ CT

▶骨病変や骨折の描出に優れています。特に三次元構築像（3DCT）では脊柱の変形やずれ，骨折などがわかりやすく，有用です。

▶高齢者の腰痛が殿部に近いときは，外傷がなくても仙骨や骨盤の骨粗鬆症による脆弱性骨折がときどきありますが，この骨折はX線検査では見えないことが多く，その場合はCTや3DCTでようやく骨折が判明することがあります。

▶骨折が疑われるのにX線検査では見えない場合や，腰椎分離症がX線ではっきりしない場合には，MRIは骨病変の描出には劣るので，CTを行うのがよいでしょう。ただし，CTはX線被曝が普通のX線検査よりも多いので，子どもや妊娠可能な女性の場合には，どうしても必要な場合だけ患者と相談して検査をするほうがよいと思います。

④ 画像検査のまとめ

▶これらの画像検査の前に，やはり詳細な問診と身体的所見，理学的所見が基本になります。これらと画像検査を加味して，より正確に診断するようにします。画像所見だけから病態を決めつけないように気をつけましょう。

◀文献▶

1）　山田 宏：腰椎の画像診断の進め方．運動器画像診断マスターガイド．中村耕三，他，編．中山書店，2010，p109-25.
2）　西良浩一，他：腰痛完治の最短プロセス．角川書店，2014，p66-8.

【コラム：「笑い」は痛みも和らげる？】

　「笑うと健康になる」というのはよく言われることですが，研究によって証明されています。関節リウマチの専門家，日本医科大学名誉教授の吉野槇一先生の著書「脳内リセット！　笑って泣いて健康術」（平凡社，2007年）で，吉野先生が落語家の林家木久蔵（現・木久扇）さんを招き，リウマチ患者たちに落語を聞かせて大いに笑ってもらいました。落語を聞く前と聞いた後で関節リウマチに関する血液検査を行ったところ，いくつもの検査値が落語を聞く前よりも正常人の値に近づいていました。リウマチの関節痛も改善していたそうです。

　がんの場合も，自分から「治すぞ！」と意気込む人のほうが，しょげている人よりもがんを克服しやすいとされています。楽しく笑うことで，血液中のナチュラルキラー細胞が活性化されます。吉野先生は「笑いは副作用のない薬」と説明しています。笑うだけでなく，感動的な映画を観て涙を流したり，ホラー映画を観てゾッとしたり，好きなことに夢中になったりすることで脳内のストレス状態がリセットされます。思いっきり笑ったり泣いたりしてケロッとする感じです。

　自律神経系，内分泌系，免疫系の3つがバランスの崩れた状態から回復し，関節リウマチだけでなく，様々な病気が改善へと向かっていきます。もちろん笑うことだけで病気が治るわけではありませんが，クヨクヨ考えるよりもカラカラと笑ったほうがよいと患者に説明して下さい。

第9章

整形外科的鎮痛薬の考え方・使い方

（本章はwebコンテンツ「整形外科的鎮痛薬の使い分け」[1)]を元にしています）

1 炎症とは

▶ まず，鎮痛薬について説明する前に，痛みや炎症に関して少し復習しておきたいと思います。

▶ 「炎症」というのは，①痛み〔dolor（ドロール），ラテン語，以下同様〕，②腫れ〔tumor（ツモール）〕，③発赤〔ruber（ルベール）〕，④発熱〔calor（カロール）〕の4つの要素（4徴）を含む病気の状態を言います。

▶ tumorは英語のtumor（腫瘍）に，ruberは英語のred（赤）に，calorは英語のcalorie（カロリー，栄養や熱の単位）につながっています（**表1**）。さらに機能障害を含めた5徴と説明されることもあります。

表1　炎症の4徴候（5徴候）

・疼痛（dolor）
・腫脹（tumor）
・発赤（ruber）
・発熱（calor）
・（機能障害）

▶ つまり炎症があるという場合，痛みや腫れ，赤みや熱感があることになりますが，4つともあるとは限りません。またその原因は様々です。扁桃腺炎や結膜炎なら細菌やウイルス感染が原因でしょうし，リウマチ性関節炎なら免疫の異常が原因です。五十肩（肩関節周囲炎）なら使いすぎが原因だったりします。そして痛みは炎症という大きなカテゴリーの一要素です。抗炎症薬（消炎鎮痛薬），いわゆる痛み止めの薬は字のごとく，炎症を消して，ひいてはその要素のひとつの痛みも鎮めるのです。

▶ しかし最近では，後に述べるように，消炎しない鎮痛薬が何種類か使えるようになってきました。つまり，局所に炎症があり痛みを生じている場合にその局所に作用して，炎症を抑えて痛みを鎮める抗炎症薬と，局所の炎症には効果がないが，より中枢の脊髄や脳に伝わった痛みを感じることを鎮める鎮痛薬（消炎しない）の，大きくわけて2種類があるということをまず念頭に置いて頂きたいと思います（**図1**）。当然これら2種類の鎮痛薬の使い方は異なります（後述）。

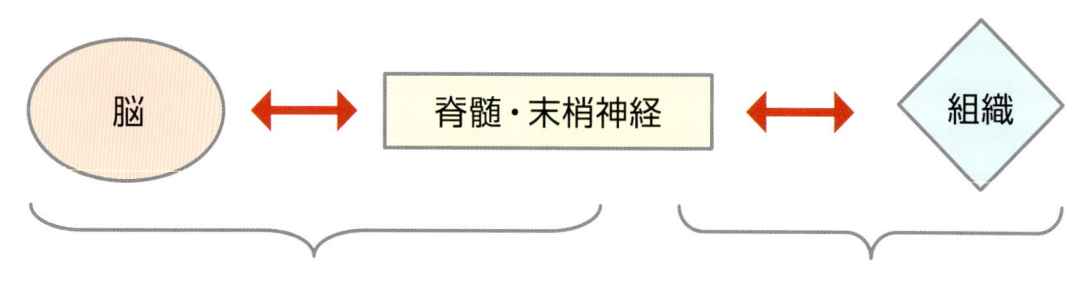

中枢で作用する鎮痛薬
アセトアミノフェン・
ノイロトロピン®・オピオイド・
神経障害性疼痛治療薬・抗うつ薬

局所で作用する抗炎症薬
NSAIDs
（ステロイド）

図1　鎮痛薬には作用する部位により2種類ある

▶ 10年以上前から痛みの考え方が随分変わってきました。従来の医学的に痛みと考えられていたのは，炎症による疼痛や打撲・骨折といった外傷などによる疼痛でした。これを侵害受容性疼痛と言います（**図2**）。

▶ しかし，これらの疼痛とは異なるタイプの疼痛があることが従来わかっていました。そのひとつは末梢神経そのものが傷つき，既に局所に炎症がないのにもかかわらず痛みを慢性的に感じる，神経障害性疼痛と呼ばれる痛みです（**図2**）。

▶ ヘルペス後神経痛はヘルペスの急性期が終わっても，ひどい痛みが継続することで有名でした。

▶ 手足の外傷後，見た目はほぼ正常に戻っていても痛みを感じ続けることがあり，手足の末梢神経が傷ついたために末梢神経が痛みを発し続ける状態があります。慢性疼痛という病名も最近よく使われており，神経障害性疼痛と慢性疼痛は重なる部分がありますが，必ずしも同一ではありません。

▶ さらに，従来痛みは末梢で生じるのではなく，脊髄や，特に脳で感じることがしばしば

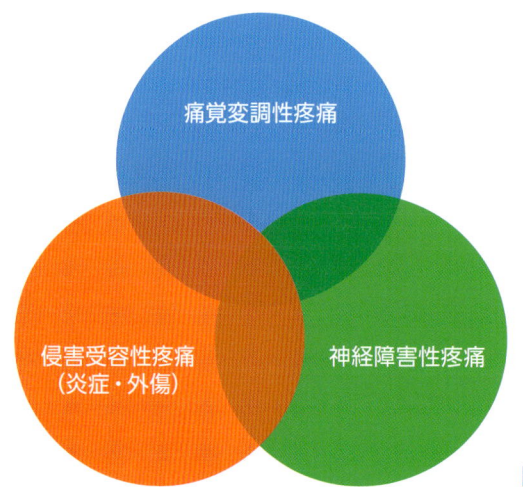

図2　痛みの種類

あることがわかっていました。心因性の疼痛が代表的な痛みです。あるいは，当初局所で生じた炎症などによる痛みを脳が記憶してしまうこともあります。思い違いなどもこれに含まれ，これらの疼痛を痛覚変調性疼痛と呼びます（**図2**）。

▶ しかし，原因のはっきりしない疼痛の中には，心療内科的な治療でもまったく改善しない痛みがあることがわかってきました。NHKスペシャル「腰痛・治療革命〜見えてきた痛みのメカニズム」は何度も再放送されましたが，「脳が幻の痛みを感じることがある」という認識を一般に広めてくれたことはとてもよかったと感じています（**表2**）。つまり，腰部に現時点で痛みを生じる原因がなくても脳が痛みを感じてしまうことがあると，番組を見た一般の人にも認識してもらえたのです。

表2　NHKスペシャル　腰痛・治療革命〜見えてきた痛みのメカニズム（初回放送日：2015年7月12日）

「脳が幻の痛みを感じる → 脳のリハビリをする」	
認知行動療法	痛みに対する正しい知識と，自分が思い込みすぎていることの修正，そして今ある痛みを受け入れ，少しずつ体操やストレッチで痛みを克服していく。脳の思い込みをリセットする

腰痛関連の書籍

▶ 腰痛と闘って克服してきた人たちの著書を紹介します（**図3**）[2,3]。この2人の腰痛は整形外科やペインクリニック，心療内科でもまったく原因不明で痛みも治らず，鍼などの民間療法やお祓いなどでもまったく治っていません。

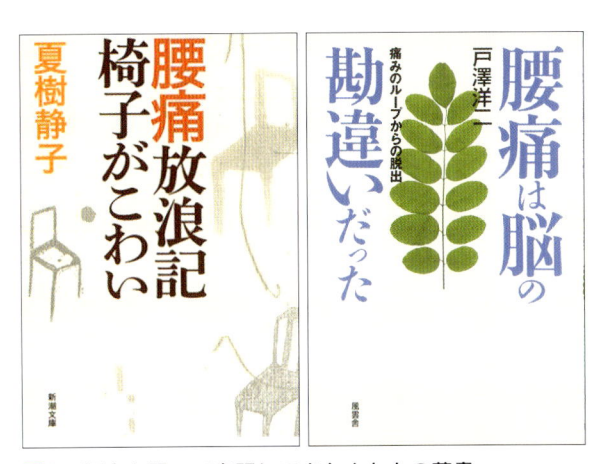

図3　腰痛と闘って克服してきた人たちの著書

▶ **図3**左の著者，ミステリ作家の夏樹静子氏は絶食療法を行いつつ，自分の作家としてのペンネームに対してお葬式を出すことで，3年間まったく軽減しなかった腰痛が3週間で治癒しています[2]。

▶ **図3**右の著者，戸澤洋二氏は適度な鎮痛処置をしてもらいつつ，自分の大好きなラジコ

ン飛行機を毎日数十分飛ばして無心になることで，7年間まったく治らなかった腰痛が治癒しています[3]。

▶この2人の腰痛の原因は，ある意味で「思い込み」による痛みであると考えられます。この思い込みによる疼痛も痛覚変調性疼痛の一種です。

▶この原因のはっきりしない思い込みによる腰痛は，向精神薬や抗不安薬などでもまったく治りません。これは医師がいろいろアドバイスして，様々な薬を試してみてもまったく効果がなく，自分で原因に気づいてもらうしかない痛みです。

▶続いて，伊藤かよこ著『人生を変える幸せの腰痛学校』を紹介します（図4）[4]。伊藤かよこ氏は心理学を学んだ鍼灸師です。

▶物語は，ある整形外科医が休診日にクリニックで，何をしても腰痛が治らない6人の人に対して，様々なプログラムで思い込みによる腰痛を消去し，正しい知識，情報を心の底から理解してもらい，考え方や行動を変えていく，いわゆる認知行動療法を行うという話です。

▶「腰痛を治したければ，腰痛を治そうとしたらアカン」「ほとんどの椎間板ヘルニアは痛みと無関係」「腰痛は風邪と同じ，自己限定性疾患です。自分で治せます」「どの専門家からどんな説明を受けるかでその後の人生が大きく変わってしまうんです」「人間てね，自分が思っているよりずっとずっとすごいんですよ」「プラシーボ効果は，既に力が備わっているという証拠です」「いい気分は，自信や行動力を取り戻してくれる」（Amazonの本の紹介から）など，心理学をよく勉強した著者が，性格も仕事もまったく異なる6人を想定して，ある整形外科医の治療を通して腰痛を解きほぐしていくような内容です[4]。

▶この内容には医師からは異論もあると思います。しかし医師になってからずっと腰痛に興味を持ってきた筆者は，この本を読んですぐに心理学の本を買い込むほど感心しました。十分ありうる腰痛患者たちの姿であり，医学だけではなかなか治せない腰痛があることも理解できます。

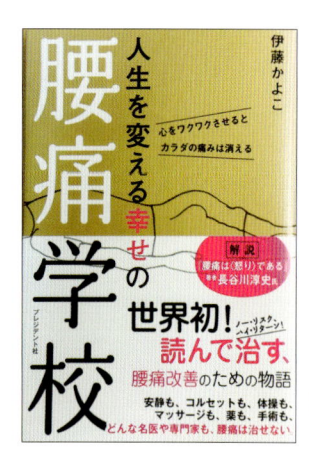

図4　伊藤かよこ著
『人生を変える幸せの腰痛学校』

認知行動療法

▶認知行動療法に関して，筆者は詳しくありません。厚生労働省のホームページから一部を引用します。

▶「近年，様々な心の病に対して，薬物療法だけではなく心理療法（精神療法）の有効性が，信頼すべき医学研究により立証されつつあります。中でも認知行動療法（認知療法）は，うつ病，パニック障害，強迫性障害，統合失調症に対する治療効果が，繰り返し確認されています」[5]。

▶患者の感情や行動に影響を及ぼしている極端なとらえ方（歪んだ認知）を，治療者と患者が共同で確認していくことが，認知行動療法の第一歩です。最終的に，患者がより現実的で幅広いとらえ方（認知）を自分自身によって選択できるようになることで，必要以上に落ち込んだり，不安になったりするといった不快な感情を軽くして，本人が本来持っている力を発揮できることをめざします。

▶うつ病やパニック障害の場合，認知行動療法で改善した患者は，薬で治療した方と比べて，再発が少ないことがわかっています。また，認知行動療法の効果にも，脳の変化がかかわっていることも解明されつつあります。

▶痛み，そして腰痛はなかなか奥深く，治療が一筋縄ではいかないことがしばしばです。精神科・心療内科の医師でなくても，多少なりともこのような痛み・腰痛があることを知り，薬や注射，手術だけでは治らない腰痛があることを念頭に置いて治療すべきだと思います。

2　痛みを伝える経路と抑える経路

▶痛覚変調性疼痛は精神科，あるいは心療内科的なアプローチが必要になってきますので他の専門書を参考にして頂き，ここでは侵害受容性疼痛と神経障害性疼痛に対する鎮痛薬の使いわけを解説していきたいと思います。

▶まず，痛みを伝える経路と抑える部位を説明します。何らかの原因で局所に炎症や機械的損傷を生じて痛みが発生すると，末梢神経を経て，脊髄後角に伝わり，痛みの上行路を上昇し，視床を経て，大脳で痛みを感じます（図5）。

▶これに対して，大脳は有害な痛みを抑える下行性疼痛抑制系を賦活し，脊髄後角で痛みを感じることを抑える働きをします。

▶これらの回路のどこかが増強したり，抑制したりすると，痛みが増悪したり軽減したりします。

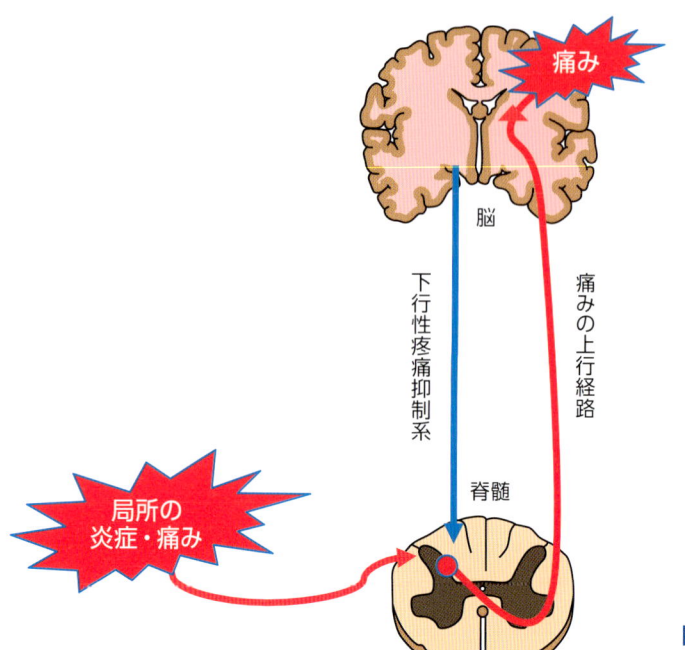

図5 脳・脊髄・末梢神経・組織と痛みの関係

3 鎮痛薬の種類と特徴

▶現在日本国内で使える鎮痛薬の種類とそれぞれの特徴を説明します。

▶鎮痛薬には，①非ステロイド性抗炎症薬（NSAIDs），②アセトアミノフェン，③ワクシニアウイルス接種家兎炎症皮膚抽出液（以下，ノイロトロピン®），④オピオイド，⑤神経障害性疼痛治療薬，⑥抗うつ薬の6種類があります（**表3**）。

表3 鎮痛薬の種類と機序

	薬剤名	機序
1	NSAIDs	局所で炎症を引き起こすプロスタグランジン産生を抑制する
2	アセトアミノフェン	大脳において疼痛閾値を上昇させる
3	ワクシニアウイルス接種家兎炎症皮膚抽出液（ノイロトロピン®）	橋・延髄を刺激して下行性疼痛抑制系を賦活する
4	オピオイド	脳・脊髄において上行性疼痛伝導系の抑制と下行性疼痛抑制系の賦活
5	神経障害性疼痛治療薬（リリカ®，タリージェ®）	脊髄後角において上行性疼痛伝導系の抑制
6	抗うつ薬（サインバルタ®）	脊髄後角において下行性疼痛抑制系を賦活

鎮痛補助薬：筋弛緩薬，血流改善薬，ビタミンB_{12}など

▶それ以外に鎮痛補助薬として筋弛緩薬，血流改善薬，ビタミンB_{12}などがあります。ステロイドは強力な抗炎症作用があるので，炎症を抑えることによる鎮痛効果もありますが，一般的には鎮痛薬に分類されません。

▶以上の6種類の鎮痛薬を説明する前に，あらかじめそれぞれの鎮痛薬の機序を説明します（**表3**）。

▶先ほどの**図5**と**表3**を合わせたのが**図6**で，痛みの経路とそれぞれの鎮痛薬がどの部位に効くのかを示しています。

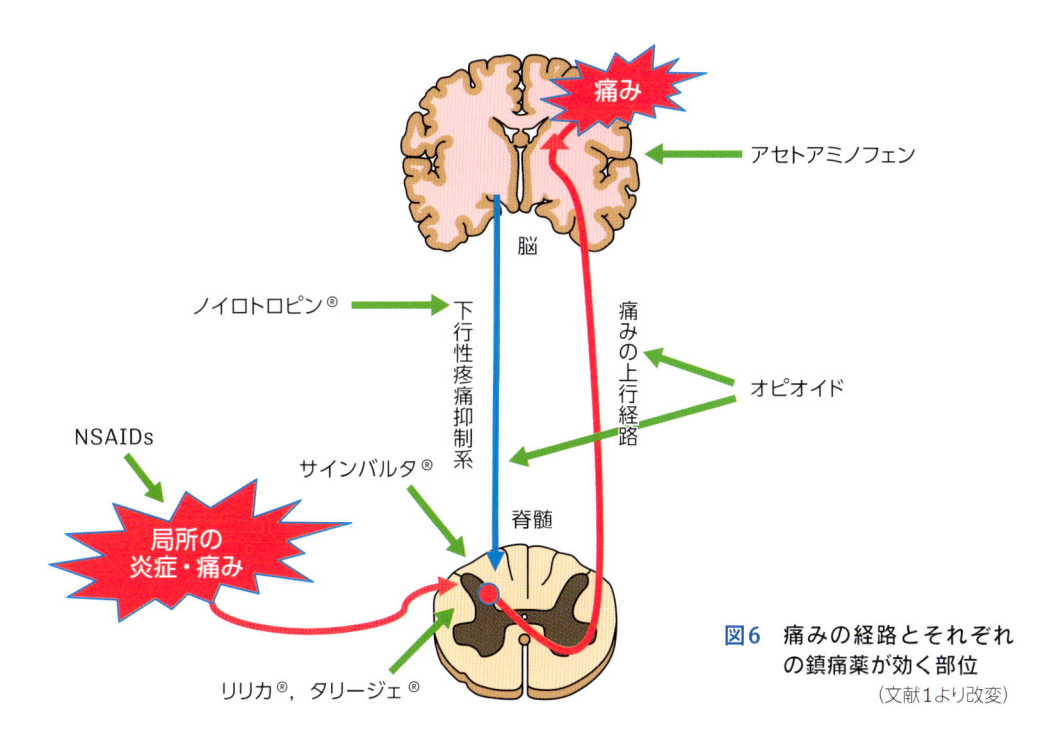

図6 痛みの経路とそれぞれの鎮痛薬が効く部位

（文献1より改変）

1. NSAIDsは局所において炎症を引き起こすプロスタグランジン産生を抑制することで炎症を抑え，鎮痛効果を発揮します。

2. アセトアミノフェンは大脳において疼痛閾値を上昇させることで鎮痛効果があるとされています。

3. ノイロトロピン®は橋と延髄を刺激して下行性疼痛抑制系を賦活して鎮痛効果を発揮します（錠剤もあります）。

4. オピオイドは脳と脊髄において，上行性疼痛伝導系の抑制と下行性疼痛抑制系の賦活の両方で鎮痛効果をもたらします。

5. 神経障害性疼痛治療薬のプレガバリン（リリカ®）とミロガバリン（タリージェ®）は脊髄後角において上行性疼痛伝導系の抑制により鎮痛効果を発揮します。

6. 国内で唯一鎮痛薬の適応のある抗うつ薬のデュロキセチン（サインバルタ®）は，脊髄後角において下行性疼痛抑制系を賦活することで鎮痛作用をもたらします。

4 鎮痛薬各論

（1）NSAIDs

▶ NSAIDsは，紀元前の古代ギリシャのヒポクラテスが既にヤナギの葉や樹皮に鎮痛作用があることを記載しています（**表4**）。

▶ 19世紀末にドイツで抗炎症薬として開発されたアスピリンは古くからある薬剤です。機序としては，局所で炎症を引き起こすアラキドン酸カスケードの中のプロスタグランジン産生を抑制することにより，消炎鎮痛の効果を発揮します（**図7**）[6, 7]。

表4　NSAIDsの歴史

紀元前	ヤナギの葉や樹皮を鎮痛に使用
1838年	サリチン（ヤナギの樹皮の成分）よりサリチル酸を抽出・同定（Piria）
1876年	急性リウマチにサリチンを使用（Maclagen in Lancet）
1899年	アセチルサリチル酸がアスピリンとして登録（Bayer社）

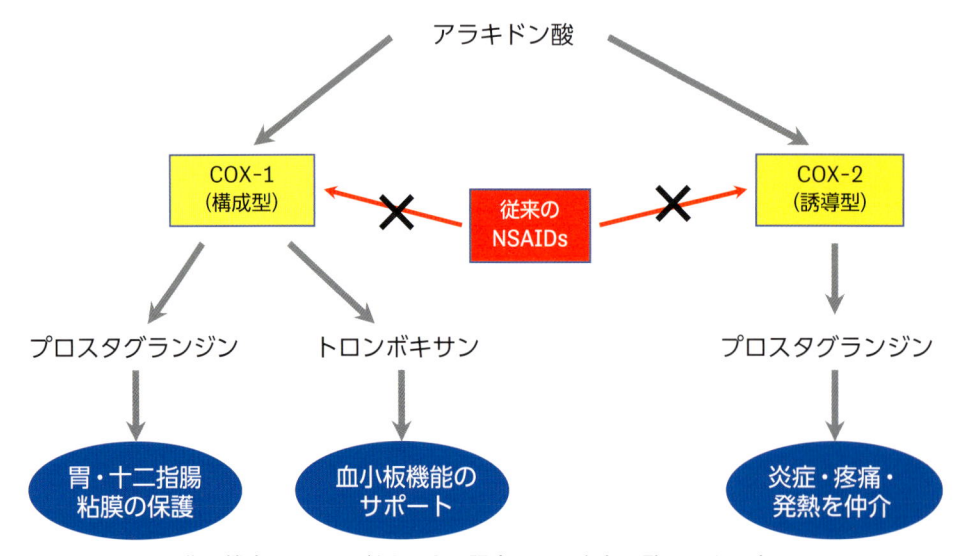

図7　NSAIDsの作用機序：COX-1／COX-2の阻害—アラキドン酸カスケード　（文献6, 7より作成）

▶ しかし，局所での消炎鎮痛作用は強力なのですが，従来のNSAIDsは体に良い効果のあるプロスタグランジンやトロンボキサンまで阻害してしまい，消化管潰瘍などの副作用が問題になります。

▶ 消化管潰瘍などの副作用を軽減するために，COX-2選択的阻害タイプのNSAIDsが開発されましたが，消炎鎮痛効果は従来のものに比べてやや弱い傾向にあります。米国で年間1万6500人がNSAIDsによる上部消化管障害で死亡したとの報告[8]などから，2000年以降は欧米でNSAIDsを鎮痛薬として使用することが激減しました（**表5**）。

▶さらにNSAIDsのもう1つの副作用として，腎機能障害を生じる可能性があります。最近，慢性腎臓病（chronic kidney disease；CKD）が注目されつつあり（**表6**）[9]，2005年のわが国のCKD患者数は20歳以上の人口の12.9%，1300万人であり，高齢になるほど割合が高まることから，80歳以上の高齢者では約半数の日本人がCKDであると言われています（**表7，図8**）[9]。

表5　NSAIDsの副作用

消化管障害	・米国では，関節リウマチと変形性関節症を対象に年間1300万人にNSAIDsが投与されており，そのうち上部消化管障害による死亡者は1万6500人に上る ・英国でも年間2500人が死亡していると推測される[8] ・わが国でも，NSAIDsを3カ月以上服用している関節リウマチの1008人に内視鏡検査を行ったところ，62.2%に異常がみられたと，1991年に日本リウマチ財団が報告している
腎障害	・NSAIDsによる腎障害は初期では可逆的であるが，長期にわたると，不可逆的になる可能性がある[9]

表6　慢性腎臓病（CKD）

CKDとは，腎臓の障害（蛋白尿など），もしくはGFR（糸球体濾過量）60mL/分/1.73m²未満の腎機能低下が3カ月以上持続するもの
　男性：$eGFR＝194×Cr^{-1.094}×年齢^{-0.287}$
　女性：$eGFR＝eGFR（男性）×0.739$
eGFR：estimated glomerular filtration rate＝推算糸球体濾過量（18歳以上の腎機能評価のみに使用）

（文献9より作成）

表7　わが国におけるCKD患者数（%）（20歳以上）

GFRステージ	GFR (mL/分/1.73m²)	尿蛋白 −〜±	尿蛋白 1+以上
G1	≧90	2803万人	61万人（0.6%）
G2	60〜89	6187万人	171万人（1.7%）
G3a	45〜59	886万人（8.6%）	58万人（0.6%）
G3b	30〜44	106万人（1.0%）	24万人（0.2%）
G4	15〜29	10万人（0.1%）	9万人（0.1%）
G5	<15	1万人（0.01%）	4万人（0.03%）

　のところが，CKDに相当する
（平成23年度厚生労働省 CKDの早期発見・予防・治療標準化・進展阻止に関する研究班）

（文献9より転載）

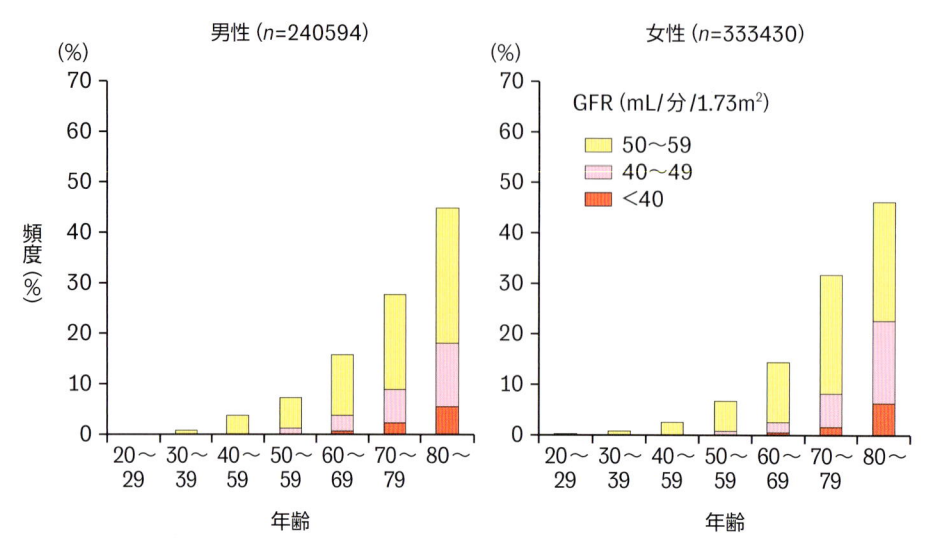

図8　年齢別のCKD患者の頻度　　　　　　　　　　　　　（文献9より転載）

▶NSAIDsはCKD患者に投与するときは要注意で，一過性の浮腫ですむ場合もあれば，腎機能障害が不可逆的になる危険性もあります（**表5**）。

▶さらに腎機能障害は坐薬でもCOX-2選択的阻害薬でも同じ危険性を伴います（**表8**）[9]。米国老年医学会では，高齢者には通常ではNSAIDsを選択しない，としています（**表9**）[10]。

表8　NSAIDsとCKD

▶ CKD患者ではNSAIDsはできるだけ内服しない。重症となると急性尿細管壊死をきたす
▶ NSAIDsは坐薬も内服と同様に胃障害のリスクとなる
▶ COX-2選択的阻害薬であっても急性腎障害をきたすという報告がある

（文献9より作成）

表9　米国老年医学会におけるNSAIDsに対する勧告

▶ 通常，非選択的NSAIDs（COX-2選択的阻害薬も含む）は選択せず，使用に際しても最大限の注意を払って，厳選された患者のみに使用する
▶ アセト・アミノフェンが無効であればNSAIDsへ変更するという考え方は，高齢者において危険性が高い

（文献10より作成）

▶副作用には十分注意すべきですが，急性の炎症や外傷時にはNSAIDsがやはり第一選択薬になります。局所での炎症があれば，火事を消火するのと同様，まずこの炎症を抑えるべきです。

▶GL2019が急性腰痛に対する薬物療法の推奨度1，エビデンスの強さAとしてNSAIDsを推奨しています（**表10**）[11]。慢性になり，長期にNSAIDsを投与することは副作用の

危険性が高いですが，急性期には副作用に注意しながら上手にNSAIDsを使いこなす知識と経験が大切です。

表10　GL2019が提示する急性腰痛に対する推奨薬

	推奨薬選択に対する合意率 (%)	推奨度	推奨薬に対する合意率 (%)	エビデンスの強さ
NSAIDs	100	1	100	A
筋弛緩薬	100	2	75	C
アセトアミノフェン（カロナール®）	90.9	2	100	D
弱オピオイド	72.7	2	100	C
ノイロトロピン®	72.7	2	71.4	C

（文献11より作成）

（2）アセトアミノフェン

▶アセトアミノフェンは開発以来既に150年ほどが経過しているにもかかわらず，いまだにその鎮痛作用がはっきりしないめずらしい薬剤です（**表11**）。

表11　アセトアミノフェンの歴史

- ▶ 1873年に米国で初めて合成された
- ▶ 1893年にドイツで初めて臨床使用された
- ▶ 1953年に米国で鎮痛薬として承認（英国ではパラセタモール）
- ▶ 解熱，鎮痛作用があり，抗炎症作用はほとんどない
- ▶ 解熱，鎮痛作用は中枢性だが，機序は完全には解明されていない
- ▶ わが国では従来，1回と1日服用量が少なく，鎮痛効果は少なかった
- ▶ 2010年にわが国でも1回1000mg，1日4000mgまで服用が認可され，鎮痛薬として広く使われるようになった

▶現時点では，大脳において疼痛閾値を上昇させることにより，鎮痛効果があると言われています。アセトアミノフェンの解熱効果は解明されていて，視床下部の体温調節中枢に作用して，血管や汗腺を広げて熱を体外に逃がすのと同時に，体温調節中枢に関与するプロスタグランジンの生成を抑制することにより解熱作用を持つことがわかっています。

▶従来，わが国では服用量上限が低く，鎮痛効果が少なかったのですが，2010年から，1回1000mg，1日4000mgまでの服用が認可され，鎮痛薬としても広く処方されるようになりました。NSAIDsと比較すると，どちらも解熱鎮痛作用を有しますが，局所での抗炎症作用はアセトアミノフェンにはないため，局所の炎症が強い場合は，やはりNSAIDsを選択するほうが効果的です（**表12**）。

▶ただ，アセトアミノフェンにはNSAIDsのような消化管障害，腎障害や喘息誘発などの副作用が少なく，高齢者の鎮痛薬の第一選択薬として適切と考えられます。ただし最

近，アセトアミノフェンは腰痛，股関節痛，膝関節痛には無効との論文もあります[12]（**表13**）。

表12 NSAIDsとアセトアミノフェンの薬理作用の違い

	NSAIDs	アセトアミノフェン
解熱作用	あり	あり
鎮痛作用	あり	あり
抗炎症作用	あり	なし

局所の炎症が強い場合
NSAIDs ＞＞アセトアミノフェン

表13 アセトアミノフェンの鎮痛効果

▶ 鎮痛効果は強くないが，NSAIDsにみられるような消化管障害や腎障害，喘息誘発などの副作用がほとんどなく，欧米では鎮痛薬として最も多く使用されており，高齢者の痛みの治療の第一選択薬として推奨されている
▶ 腰痛，股関節痛，膝関節痛には無効との論文がある[12]

▶アセトアミノフェンの副作用や注意点を**表14**に示します。過剰投与による肝機能障害，肝不全に注意するほかに，長期服用，高齢者，アルコール多飲者などには1日服用量を低く設定する必要があります。また様々な解熱鎮痛薬に含まれるために，服用が重なって過剰摂取にならないように注意も必要です。

表14 アセトアミノフェンの副作用・注意点

▶ 副作用として過剰投与による肝機能障害，肝不全に注意
▶ 長期服用では1日量，2600mg以下を推奨（FDA）
▶ 高齢者に長期投与する場合は，1日1500mg以下（日本）
▶ アルコール多飲者では1日量，2000mg以下を推奨（FDA）
▶ 様々な薬剤に含まれるので併用時の過剰摂取に注意

FDA：Food and Drug Administration，米国食品医薬品局

▶**図9**には国内で販売されている，各種NSAIDsやアセトアミノフェンを示しました。アセトアミノフェンは開発されて長い期間が経つため，安価であることも特徴です。

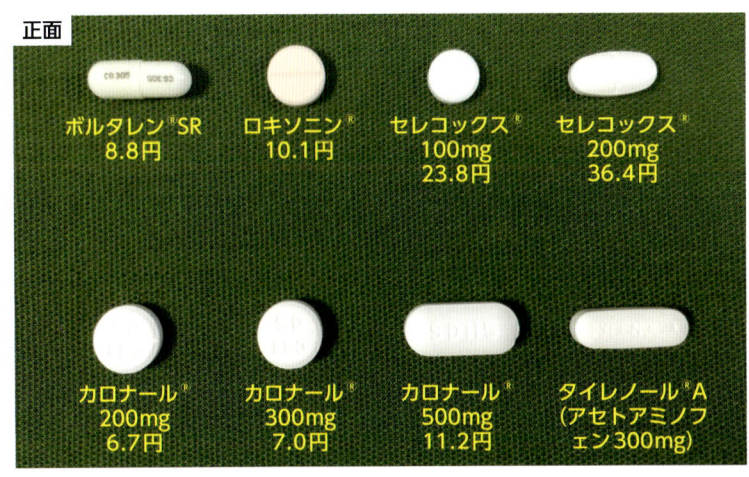

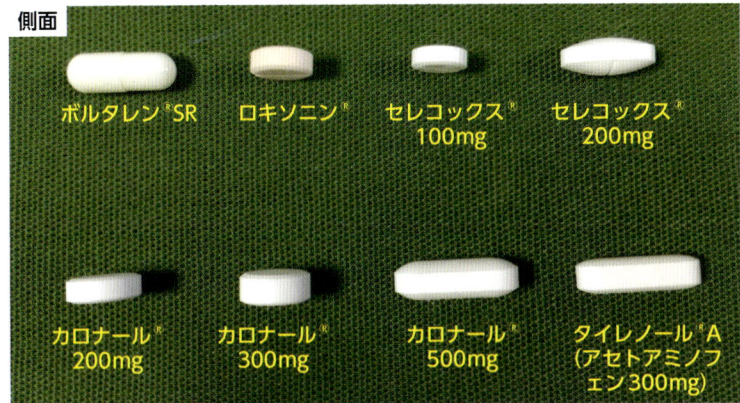

図9　鎮痛薬の形状と薬価（2024.4.1時点）
一般名：ボルタレン®SR：ジクロフェナクナトリウム，ロキソニン®：ロキソプロフェンナトリウム，セレコックス®：セレコキシブ，カロナール®・タイレノール®A：アセトアミノフェン

（3）ワクシニアウイルス接種家兎炎症皮膚抽出液（ノイロトロピン®）

▶ノイロトロピン®は橋や延髄を刺激して，下行性疼痛抑制系を賦活することにより鎮痛効果を発揮します（**表15**）。

表15　ノイロトロピン®の概要

▶ わが国で開発された，ワクシニアウイルス接種家兎炎症皮膚抽出液
▶ 錠剤の効能： 帯状疱疹後神経痛，腰痛症，頚肩腕症候群，肩関節周囲炎，変形性関節症
▶ 注射薬の効能： 腰痛症，頚肩腕症候群，症候性神経痛，皮膚疾患（湿疹・皮膚炎，蕁麻疹）に伴う瘙痒，アレルギー性鼻炎
▶ 作用機序：下行性疼痛抑制系を賦活し，痛覚伝導を抑制する

▶錠剤は帯状疱疹後神経痛，腰痛症，頚肩腕症候群，肩関節周囲炎，変形性関節症に適応があり，注射薬は腰痛症，頚肩腕症候群，症候性神経痛，皮膚疾患に伴う瘙痒，アレルギー性鼻炎に適応があります。鎮痛作用は強くありませんが，筆者が使用した実感として，特に注射薬はマイルドな鎮痛効果がある印象です。また，ノイロトロピン®は興奮を静める作用があるように感じています。

（4）オピオイド

▶ オピオイドは，医療用麻薬性鎮痛薬の総称ですが麻薬ではなく，鎮痛作用に関与するオピオイド受容体に作用することでモルヒネ様の強い鎮痛効果を表します。

▶ 作用機序は，脳・脊髄において上行性疼痛伝達系の抑制と下行性疼痛抑制系の賦活の両方の作用で鎮痛効果をもたらします。

▶ わが国においては，第二次世界大戦直後の麻薬の乱用の反省から，長らくオピオイドはがん性疼痛にのみ使用されてきました。2010年にフェンタニル貼付剤が，2011年にトラムセット®が非がん性慢性疼痛や抜歯後の疼痛に使用可能となり，いろいろな薬剤が導入されるようになりました（**表16**）。

表16　わが国における非がん性疼痛に対するオピオイド治療の開始

▶ 2010年1月，フェンタニル貼付剤に対する薬事法改定
・「非オピオイド鎮痛剤及び弱オピオイド鎮痛剤で治療困難な下記における鎮痛（ただし，他のオピオイド鎮痛剤から切り替えて使用する場合に限る）」
・中等度から高度の慢性疼痛
▶ 2011年7月，トラマドール/アセトアミノフェン配合錠「トラムセット®」発売
・「非オピオイド鎮痛剤で治療困難な下記疾患における鎮痛」
・非がん性慢性疼痛，抜歯後の疼痛

▶ オピオイドは強さにより，弱オピオイドと強オピオイドに分類され，薬事法上の分類では麻薬処方箋が必要な場合と必要ない場合があります（**図10**）[13]。

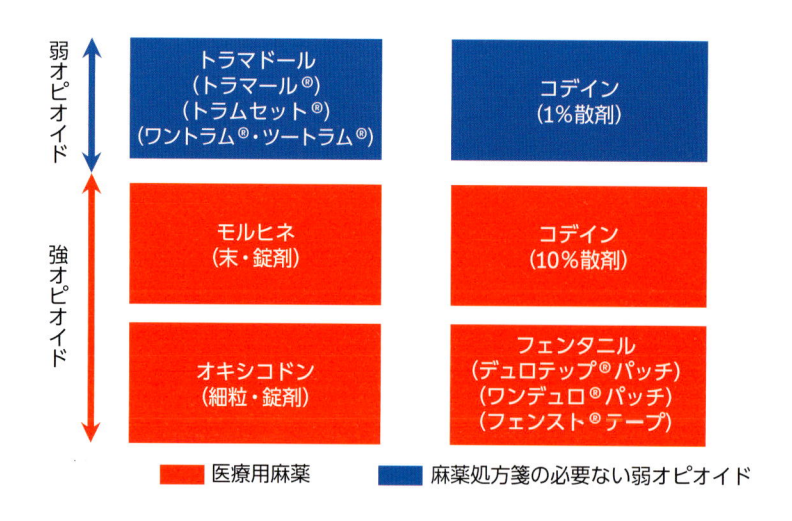

図10　各種オピオイドの薬事法上の分類　　　　　　　（文献13より作成）

▶ オピオイドの使用に注意する疼痛としては，痛覚変調性疼痛の中でもうつ病などの精神疾患による心因性の場合です（**図11**）。オピオイドに対する依存性の副作用がありうるために，特に心因性疼痛には禁忌となっています。

▶ 前述のように，米国ではNSAIDsによる上部消化管障害による死亡者が年間1万6500

人にも上ったことから，オピオイドが鎮痛薬として主流になっていました。しかし，逆にオピオイドに対する依存性や乱用で年間の死者が4万5000人以上にもなり，警告が発せられました。このオピオイドの弊害から，米国では再びNSAIDsの使用が増えています。

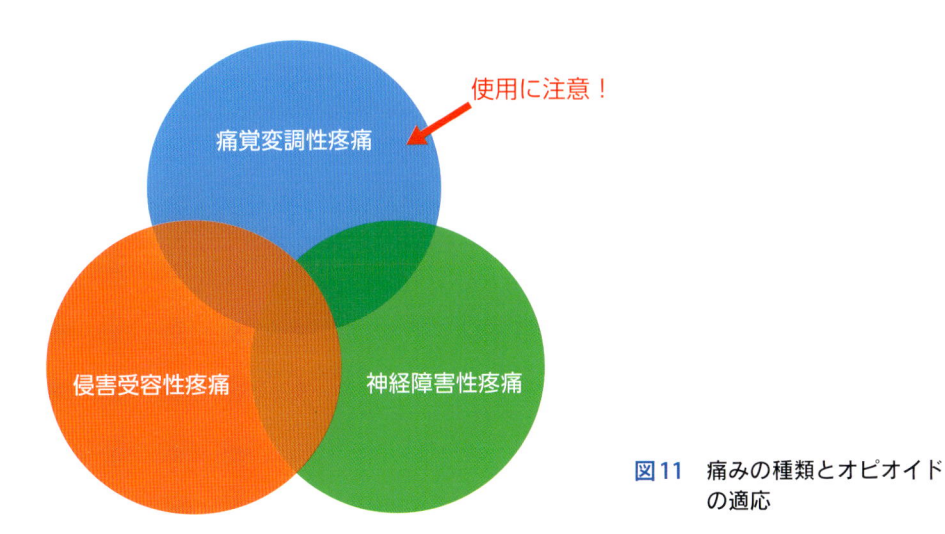

図11　痛みの種類とオピオイドの適応

▶ オピオイドの副作用の特徴を**図12**に示します。眠気は数日で慣れることが多いと言われています。悪心・嘔吐は制吐薬を1〜2週服用することで，やはり慣れるとされています。便秘は慣れることがほとんどないために，便秘のある人は緩下剤を継続して服用する必要があります。それぞれの副作用の特徴を見きわめて患者に投与し，副作用に対応することが大切です。

▶ 腸管のオピオイド受容体に結合してオピオイドに拮抗することで便秘を緩和するスインプロイク®という薬剤も使用可能になっています。

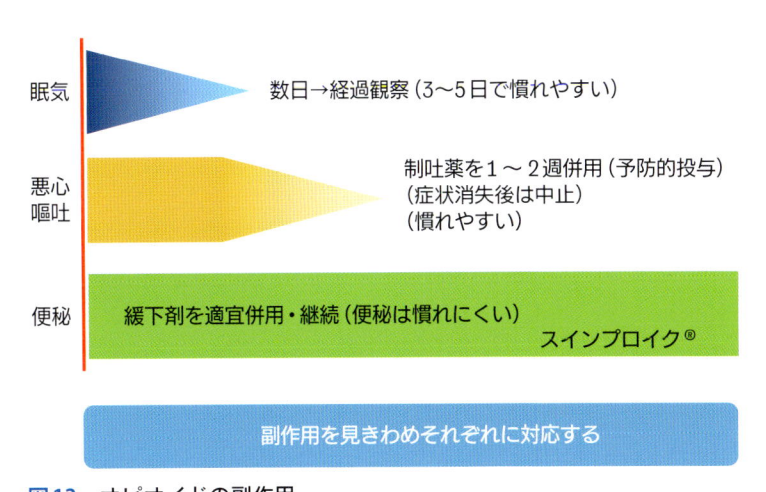

図12　オピオイドの副作用

（5）神経障害性疼痛治療薬

▶ 神経障害性疼痛治療薬として，プレガバリン（リリカ®），ミロガバリン（タリージェ®）があります（**表17**）。

表17　神経障害性疼痛治療薬（プレガバリン，ミロガバリン）

> ▶ 神経伝達物質を抑制し神経興奮性を低下させ，鎮痛効果をもたらす
> ▶ 適応
> 　プレガバリン（リリカ®）：神経障害性疼痛，線維筋痛症に伴う疼痛
> 　ミロガバリン（タリージェ®）：神経障害性疼痛
> ▶ 副作用としては，浮動性めまい，傾眠，体重増加，浮腫など
> ▶ 浮腫の発現機序は不明
> ▶ 閾値がありそう（私見）

▶ 神経障害性疼痛治療薬は，脊髄後角で末梢神経と脊髄神経との間のシナプスが神経伝達物質の放出を抑制し，末梢神経から脊髄神経に痛みの信号が伝わるのを抑制することにより，鎮痛効果を発揮します。

▶ リリカ®は当初，帯状疱疹後神経痛に効果のある薬として発売されましたが，その後，線維筋痛症，末梢性神経障害性疼痛に効能が増え，2013年2月からは中枢性・末梢性の区別なく，神経障害性疼痛に適応があります。タリージェ®は神経障害性疼痛のみに適応があります。

▶ リリカ®が神経痛に効果がない，という医師からの意見が多々みられます。プレガバリン（リリカ®）が急性および慢性坐骨神経痛に対して鎮痛効果がみられなかった，という2017年の論文[14]なども，神経痛に効果がないという意見の根拠になっていると思われます。

▶ この論文[14]は，急性と慢性の両方の坐骨神経痛でトライアルしていますが，急性の神経痛ならリリカ®よりもNSAIDsのほうが効果的だと考えます。さらに，リリカ®の販売促進のためか，慢性腰痛などにも神経障害性疼痛がかなり含まれているのでリリカ®は慢性腰痛にも鎮痛効果がある，などと喧伝されたことから，使用した医師にとって慢性腰痛にはリリカ®の効果を感じにくく，結果的にリリカ®が効かないという意見になっている可能性もあると考えています。筆者も最初はリリカ®の効果に懐疑的でした。しかし，数多くの患者に使用している間に，確かに鎮痛効果がみられる場合もあるという確信を得ています。

▶ 処方のコツですが，厚生労働省のリリカ®の添付文書で，「初期用量としてプレガバリン1日150mgを1日2回に分けて経口投与し，その後1週間以上かけて1日用量として300mgまで漸増する」とありますが，高齢者や女性ではめまいやふらつきでとても1日150mgから開始できない例が多々あります。最初は1日量を25mgあるいは50mgから増やしていくほうが副作用の出現が少なくなります（**図13**）。

▶ このように漸増していくと，ある量を超えたときに，患者に「痛みが少なくなりました」と言われることを多数の症例で経験したことから，リリカ®やタリージェ®には閾値が

あり，ある量を超えたときに鎮痛効果を発揮すると感じています。

▶リリカ®やタリージェ®は神経痛に効果がない，と感じる医師の中には，めまいやふらつきなどの副作用で，閾値を超える服用量に達する前に処方を中止している可能性があると考えています。

▶私見では，めまいやふらつきなどの副作用はタリージェ®のほうがリリカ®より少ない感じです。

▶神経痛が軽減したら，これらの薬剤も漸減します。

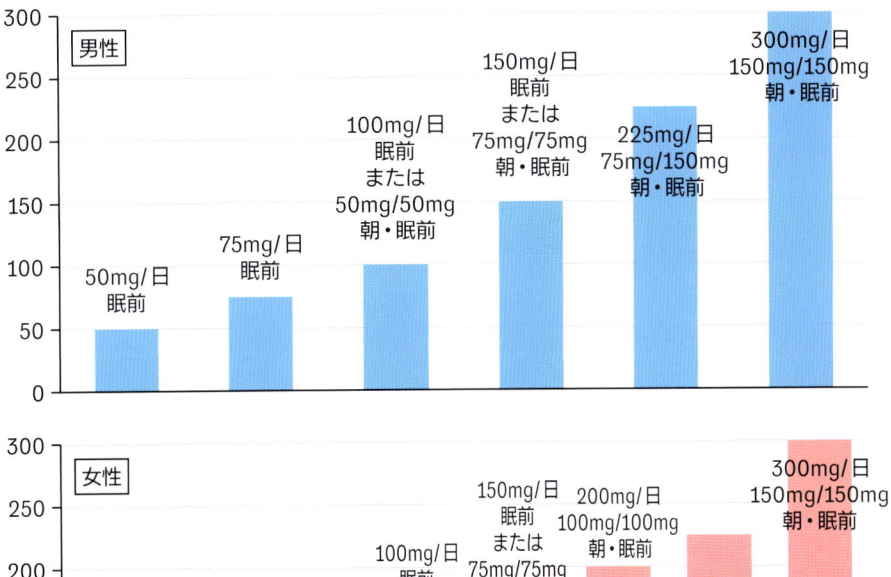

図13　たとえばプレガバリン（リリカ®）の増やし方（1〜4週間かけて増やす）

(6) デュロキセチン（サインバルタ®）

▶デュロキセチン（サインバルタ®）はGL2019では慢性腰痛の薬剤として第一選択薬に推奨されました（**表18**）[11]。

表18　GL2019が提示する慢性腰痛に対する推奨薬

	推奨薬選択に対する合意率(%)	推奨度	推奨薬に対する合意率(%)	エビデンスの強さ
デュロキセチン (サインバルタ®)	100	2	85.7	A
弱オピオイド	100	2	75	A
ノイロトロピン®	100	2	100	C
NSAIDs	90.9	2	75	B
アセトアミノフェン (カロナール®)	81.8	2	75	D

（文献11より作成）

▶サインバルタ®は慢性腰痛症（3カ月以上続く腰痛）と変形性関節症に適応があります。**図14**は筆者のクリニックで実際に慢性腰痛症の患者164人にサインバルタ®を投与して，投与前の痛みを10としたときの腰痛の軽減の程度を示したデータで，**図15**は変形性膝関節症の患者53人にサインバルタ®を投与したデータです[15]。それぞれ，サインバルタ®の最終投与量は20〜60mgと様々で，筆者は必ずしも60mgまで増量しなくても鎮痛効果があると考え，適宜投与量を患者と痛みの軽減程度を相談して決めています。

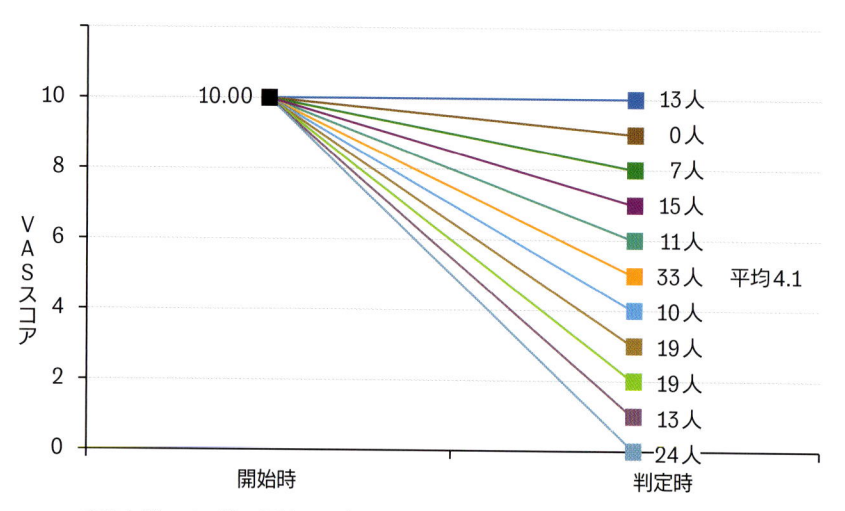

平均年齢：72.1歳，男性：53人，女性：111人，デュロキセチン平均投与量：40.5mg

図14　慢性腰痛症：デュロキセチン（サインバルタ®）164人の治療効果

（文献15より引用）

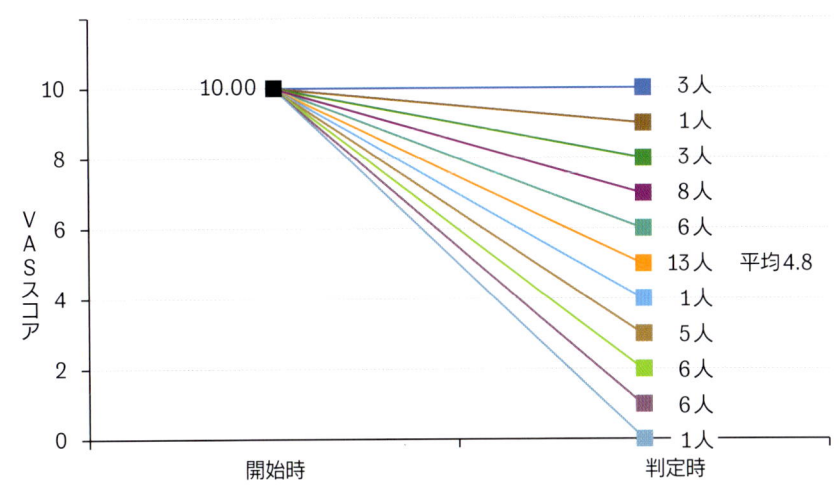

平均年齢：76.1歳，男性：9人，女性：44人，デュロキセチン平均投与量：37.7mg

図15　変形性膝関節症：デュロキセチン（サインバルタ®）53人の治療効果

（文献15より引用）

▶これらのデータからわかるように，サインバルタ®による鎮痛効果がまったくない人も一定数存在しますが，痛みが激減する人もかなり存在します。この両極端の結果が生じる原因や機序は現時点ではまったく不明ですが，慢性腰痛や慢性の変形性関節症の患者には一度投与してみる価値はあると考えています。

▶処方の方法は，最初1日20mgから開始して1週間以上空けて40mg，さらに60mgに増量することになっていますが，必ずしも60mgまで増量しなくても20mgや40mgで痛みが軽減する患者が多数います。また，副作用としてのふらつき，めまい，傾眠に対しては，朝食後の服用を自分の判断で夕食後や眠前に変更してもらうことにより，服用継続ができやすいと考えています。痛みが安定すればサインバルタ®を漸減することも可能です。

▶抗うつ薬ということで，服用したくないという患者もいますが，大きな副作用がないために，慢性腰痛や慢性の変形性関節症で他の鎮痛薬で痛みが軽減しない場合にトライする価値のある鎮痛薬と考えています。私見では，変形性膝関節症より，慢性腰痛症のほうがサインバルタ®の鎮痛効果が少し高いという印象です。

▶投薬禁忌として，緑内障の一部やモノアミン酸化酵素阻害薬を服用している患者があるので注意して下さい。

（7）鎮痛薬の使いわけ

▶繰り返しになりますが，今まで説明してきた各種鎮痛薬の機序で，局所の炎症を鎮めることで鎮痛効果のある薬剤は1のNSAIDsのみです（**図16**）。2のアセトアミノフェン以下の鎮痛薬は脊髄か脳で鎮痛効果を発揮します。それゆえ，局所の組織，たとえば筋肉や関節，末梢神経で明らかに急性の炎症が生じている場合には，副作用などがなければやはりNSAIDsが最初に使うべき抗炎症薬と考えます。

▶火事に例えれば，消火を担うのがNSAIDsであり，火事はあっても見えなくする，気がつかなくする薬剤が2以下の鎮痛薬と言えます。しかし腰痛が長引き，局所の炎症が治まっているはずなのに痛みを感じる場合，つまり慢性疼痛の場合は，2以下の鎮痛薬を投与することになります。

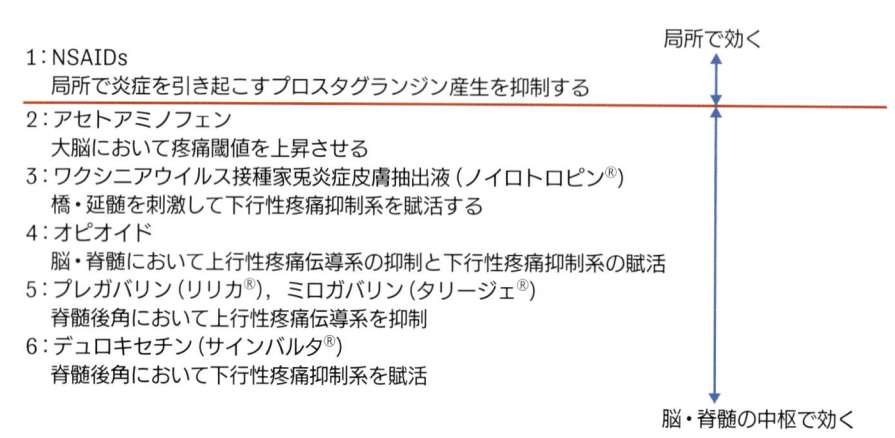

1：NSAIDs
　局所で炎症を引き起こすプロスタグランジン産生を抑制する
2：アセトアミノフェン
　大脳において疼痛閾値を上昇させる
3：ワクシニアウイルス接種家兎炎症皮膚抽出液（ノイロトロピン®）
　橋・延髄を刺激して下行性疼痛抑制系を賦活する
4：オピオイド
　脳・脊髄において上行性疼痛伝導系の抑制と下行性疼痛抑制系の賦活
5：プレガバリン（リリカ®），ミロガバリン（タリージェ®）
　脊髄後角において上行性疼痛伝導系を抑制
6：デュロキセチン（サインバルタ®）
　脊髄後角において下行性疼痛抑制系を賦活

局所で効く

脳・脊髄の中枢で効く

図16　鎮痛薬は機序により2種類に分類される

▶筆者の3種類の疼痛に対する各種鎮痛薬の使いわけを示します（**図17**）。

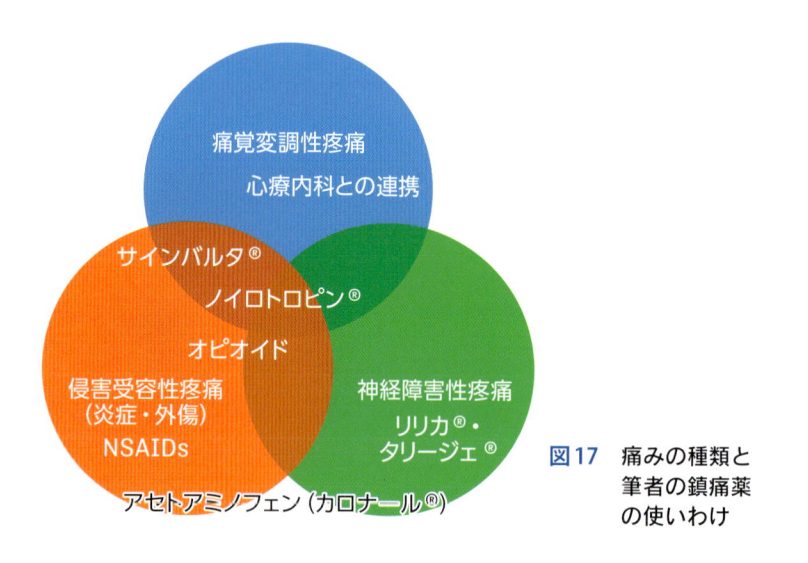

図17　痛みの種類と筆者の鎮痛薬の使いわけ

▶侵害受容性疼痛（炎症・外傷）にはNSAIDsを投与します。

▶神経障害性疼痛にはNSAIDsにリリカ®やタリージェ®を追加，あるいはNSAIDsから徐々に変更します。

▶慢性疼痛にはオピオイドやサインバルタ®，ノイロトロピン®を投与します。アセトアミノフェンは鎮痛効果がやや少ないですが副作用が少ないので，若年者，高齢者や腎機能障害のある患者に投与します。

▶痛覚変調性疼痛の場合は，心療内科と連携して治療します。その中でも思い込みなど，原因がはっきりしない疼痛には運動療法などを含めた認知行動療法を試します。

▶アセトアミノフェンは前記のメリットに加え，大脳辺縁系で痛みの閾値を上昇させて痛みを感じなくすると考えられている機序から，他の薬剤に追加して使う方法もよいと考えています。

▶図18に神経痛に対する筆者の薬剤投与の方法を供覧します。腰痛や関節痛などには鎮痛薬以外に運動療法や装具療法がありますが，神経痛そのものには運動療法や装具療法はほとんど効果がありません。神経痛には薬剤による鎮痛が中心的な治療になることは理解しておくべきだと考えています。

▶急性期にはNSAIDsを投与し，炎症が高度の場合は経口ステロイド，たとえばプレドニゾロン1日10mgから始めて短期間で漸減中止します。また，最初からノイロトロピン®とビタミンB$_{12}$を併用します。不安が強い場合はマイナートランキライザーを併用することもありますが，最近は乱用を防止するためにトランキライザー系の薬剤の投与がしにくくなっています。

▶急性期の最初から，あるいは途中からリリカ®やタリージェ®の神経障害性疼痛治療薬を投与し，神経痛が強い場合はオピオイドを追加します。サインバルタ®は神経痛用としては糖尿病性神経障害にしか適応がありませんが，ケースにより，神経痛にも効果がある感触です。

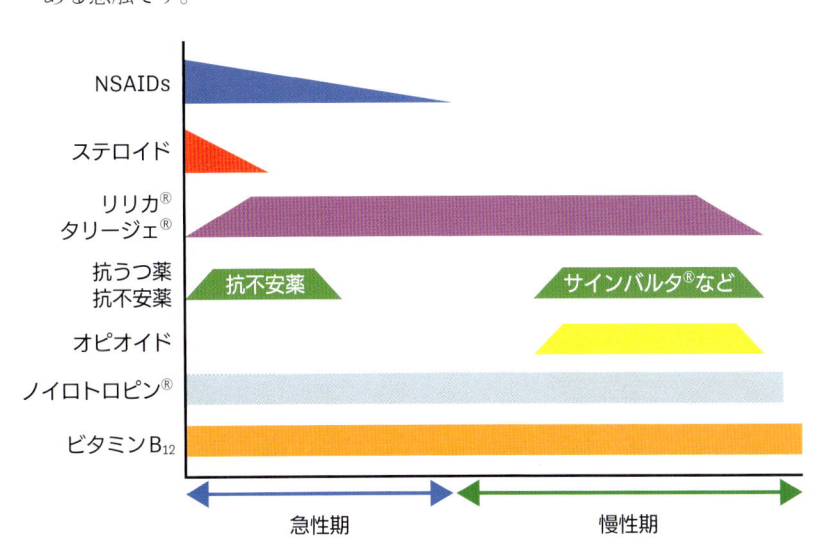

図18　神経痛に対する薬物治療

▶また，現在の筆者の鎮痛薬の使い方を急性期と慢性期にわけてまとめます（表19）。

表19　筆者の現在の鎮痛薬の使い方

<急性期>
▶ 外傷・炎症にはNSAIDs（胃の弱い場合は坐薬）
　・高齢者には1〜2週のみNSAIDs，その後アセトアミノフェン
　・小児には初めからアセトアミノフェン
▶ 神経痛にはNSAIDsとビタミンB_{12}
　・リリカ®かタリージェ®を少量から適宜増量
　・激烈な痛みには経口ステロイドを1〜2週使い漸減（プレドニゾロン5〜15mg／日）

<慢性期>
▶ 神経痛の要素が少なければ，COX-2選択的阻害薬・（セレコックス®）かアセトアミノフェン
▶ 高齢者にはアセトアミノフェン（たとえばカロナール®200mg 6T 分3）
　・それで効果が少なければ，トラムセット®・トラマール®・ワントラム®・ツートラム®
▶ 神経痛にはリリカ®かタリージェ®を継続
▶ NSAIDsやトラムセット®などで効果がない慢性腰痛や変形性関節症にはサインバルタ®を追加
▶ ノイロトロピン®を適宜併用する

▶急性期の外傷にはNSAIDsを最初に投与します。ただし消化管潰瘍のある場合は使用しません。胃腸が弱い人には坐薬のほうが安全です。高齢者には短期間でNSAIDsを中止し，アセトアミノフェンなどに変更します。小児には初めからアセトアミノフェンを投与します。神経痛にはビタミンB_{12}を投与しつつ，リリカ®かタリージェ®を少量から漸増します。炎症が高度で激痛の場合は，糖尿病や緑内障に注意しつつステロイドを超短期間使用します。

▶慢性期にはアセトアミノフェンやオピオイド，サインバルタ®などを組み合わせて投与します。神経痛にはリリカ®かタリージェ®をしばらく継続します。ノイロトロピン®の経口投与か静注を適宜併用します。

5　第9章のまとめ

▶以前は鎮痛薬と言えばNSAIDsがほとんどだったのが，この10年でNSAIDs以外に処方できる鎮痛薬がいろいろ出てきました。それぞれの薬剤の特徴と副作用などを知って，患者の痛みの種類や急性期・慢性期の判断，あるいは神経痛が原因なのか，合併しているのか，なども考慮して，鎮痛薬を選択し組み合わせて処方するのが医師の役目であり，また意義でもあると考えています。

◀文献▶
1)　井尻慎一郎：整形外科的鎮痛薬の使い分け．日本医事新報社，2020．
2)　夏樹静子：腰痛放浪記 椅子がこわい．新潮社，2003．
3)　戸澤洋二：腰痛は脳の勘違いだった．風雲舎，2007．
4)　伊藤かよこ：人生を変える幸せの腰痛学校．プレジデント社，2016．
5)　厚生労働省：認知行動療法．

https://www.e-healthnet.mhlw.go.jp/information/dictionary/heart/yk-044.html

6) Donnelly MT, et al：Aliment Pharmacol Ther. 1997；11(2)：227-36.

7) Pairet M, et al：Fundam Clin Pharmacol. 1996；10(1)：1-17.

8) Wolfe MM, et al：N Engl J Med. 1999；340(24)：1888-99.

9) 日本腎臓学会, 編：CKD診療ガイド2012. 東京医学社, 2012.

10) American Geriatrics Society Panel on Pharmacological Management of Persistent Pain in Older Persons：J Am Geriatr Soc. 2009；57(8)：1331-46.

11) 日本整形外科学会診療ガイドライン委員会, 他, 編：腰痛診療ガイドライン2019. 南江堂, 2019.

12) Machado GC, et al：BMJ. 2015；350：h1225.

13) 神原政仁：レジデント. 2014；7(12)：85-91.

14) Mathieson S, et al：N Engl J Med. 2017；376(12)：1111-20.

15) 井尻慎一郎：日臨整誌. 2020；45(1)：81-2.

【コラム：マッサージや指圧の適正頻度】

　全身の筋肉をマッサージでほぐしてもらうのは，とても心地よいものです。筆者もリラクゼーションとしてマッサージを受けることがありますが，強く揉まれると痛くなり，翌日まで痛みや張った感じといった「揉み返し」の症状を感じることがあります。

　一方で，強くマッサージされることに慣れてしまい，痛みを感じるぐらいでないと効いた気にならなくなっている人もいます。軽いマッサージは筋肉を柔らかくして血行もよくしてくれますが，強いマッサージは逆に筋肉を傷め，後々に障害を残す恐れもあります。強い力でツボを押す指圧も，適度に押す程度であれば刺激でよい影響を与えてくれますが，強く押しすぎると筋肉の線維が断裂し，内出血を起こす危険性もあります。

　筋肉というのは，頑丈そうに見えて実はとてもデリケートな組織です。料理では硬い肉を叩いて柔らかくしますが，これも筋線維をバラバラにして柔らかくする狙いがあります。くれぐれも「強い刺激がないと物足りない」と感じる体質にならないよう，指圧やマッサージを受ける頻度や力加減は"ほどほど"と指導して下さい。

第10章

代表的な腰痛疾患・
たまにしかないが知っておくべき疾患

1　ぎっくり腰

▶一般の方がよく使う言葉に「ぎっくり腰」があります。この言葉は医学的な言葉ではありません。いろいろな原因による急性腰痛症のことを一般に「ぎっくり腰」と呼んでいるのです。ドイツでは「魔女の一撃」と言うそうです。この中には，腰椎の後方の関節である椎間関節（ファセット）の滑膜の嵌入や捻挫，腰椎椎間板ヘルニア，圧迫骨折なども含まれています。

▶原因がわかればそれに応じた治療を行いますが，最初は原因がわからないことも多く，とりあえず痛みを軽減する必要があります。抗炎症薬の使用や，腰部の筋肉内へのブロック注射や椎間関節のブロック，コルセットや温熱療法などでまず痛みを少しでも軽減し，その後原因を探し治療をしますが，とりあえず痛みが治まればそのままでもよいと思います。

2　腰椎椎間板ヘルニア

▶あまりにも有名な病名ですが，ヘルニアはラテン語で「脱出」という意味で，脳も腸もヘルニアになることがあります。腰椎椎間板ヘルニアでは椎間板がヒビ割れして内部の髄核が飛び出し，腰痛や坐骨神経痛をきたします。

▶診断はMRIが一番わかりやすいですが，画像上でヘルニアが大きくても腰痛や下肢痛が軽かったりなかったりすることもあり，また逆に小さなヘルニアでも症状が激痛のこともあります。

▶MRIでは椎間孔の外側にある外側椎間板ヘルニア（側方ヘルニア）を見逃しがちなので，MRIの横断面と矢状面を交互によく観察し，脊柱管内だけでなくそのすぐ外側も丹念に見るようにします（第8章参照）。

▶腰痛と根性坐骨神経痛（殿部や大腿での圧迫などによるものを坐骨神経痛と呼び，脊柱管内，あるいはそのすぐそばでの圧迫によるものを根性坐骨神経痛と呼ぶ）の2つの痛みに対しては，少し治療法が異なります。

▶今まで述べてきたように，腰痛には体操や鎮痛薬，外用薬などが治療の中心となり，根性坐骨神経痛に対しては，前述の神経痛治療薬などの薬剤を適宜使っていくことが治療になります。

3 　腰部脊柱管狭窄症

▶腰や殿部，下肢に痺れが出て長く歩き続けられなくなる病気です。腰椎の中（脊柱管）を通る神経や，腰椎から伸びる細い神経（神経根）が何らかの原因で圧迫され，炎症や神経の血流障害をきたすことが原因となります。

▶症状の特徴は，歩き始めは大丈夫でも，しばらくすると殿部や下肢に痛みや痺れを感じて歩くのが難しくなり，少し休憩する（特にしゃがんで前屈する）とまた歩けるようになる間欠性跛行が代表的です。

▶X線やMRIによって診断しますが，閉塞性動脈硬化症（arteriosclerosis obliterans；ASO）による間欠性跛行との鑑別が大切です。足の足背動脈や後脛骨動脈などの動脈触知や下肢の冷感の有無を必ず診察しておきます。

▶腰部脊柱管狭窄症ならば前屈姿勢で楽になることが多いので，自転車に乗って前傾姿勢だといつまでも自転車をこげるとか，スーパーで買い物用のワゴンを前傾姿勢になって押しているといつまでも歩けるといったことがしばしばです。

▶閉塞性動脈硬化症の場合は，姿勢に関係なく下肢が痺れてくることが鑑別のヒントになります。

▶治療としては，抗炎症薬や神経の血流をよくする薬などを使用しながら，少しずつでも歩くようにします。そして，症状が強くてどうしても日常生活に支障が出る場合は，硬膜外ブロックや手術を行います。

4 　根性坐骨神経痛

▶腰椎の部分で坐骨神経が圧迫される場合が「根性<ruby>根性<rt>こんせい</rt></ruby>坐骨神経痛」で，坐骨神経が腰椎を出てから殿部や太腿で圧迫される場合を「坐骨神経痛」として区別されています。

▶根性坐骨神経痛の原因としては腰椎椎間板ヘルニア，腰部脊柱管狭窄症，腰椎すべり症などいろいろあります。椎間板ヘルニアは若年や中年に多く，年齢とともに骨や靱帯などの変形や肥厚による脊柱管狭窄症が増えます。

▶治療で神経の圧迫を取り除けるならよいのですが，なかなかそうはいきません。しかしその場合でも，薬や注射などを適宜使えば症状が軽減します。

▶筆者は腰痛と神経痛の治療をわけて考えています。腰痛は様々な原因が複雑に絡むことが多く，薬剤だけではなかなか対応できず，生活の注意や体操などを組み合わせて治療します。これに対して神経痛は薬剤が治療のメインになります。

▶急性期には神経が圧迫される部位に炎症が起こっているので，ボルタレン®やロキソニン®などNSAIDsの局所に効く抗炎症薬を投与します。炎症や痛みが激烈な場合は，ステロイドホルモンを短期間投与する場合もあります。

▶末梢神経を元気にするビタミンB$_{12}$は投与しておくほうが得です。

▶神経障害性疼痛治療薬のプレガバリン（リリカ®）やミロガバリン（タリージェ®）を，少

量から徐々に効果がみられるまで上手に増やしていきます。その他，いろいろな薬剤があるので患者と相談して組み合わせて服用させて下さい。

▶ 内服薬で痛みや痺れが軽減しない場合は，硬膜外ブロックが効果的です。腰椎の中の脊柱管に麻酔薬を注入します。硬膜外ブロックを数回すると根性坐骨神経痛が軽減することが多くみられます。

▶ 手術をするかしないかの判断では，痛みや痺れだけなら内服薬や硬膜外ブロックなどで上手に生活を維持できるように指導します。しかし下肢の筋力が低下する運動麻痺が生じた場合や，神経麻痺で排尿・排便に支障がある場合には，早めに手術が必要なことがあり，脊椎の専門医に紹介します。運動麻痺や排尿・排便の神経麻痺は早く手術で神経を開放しないと回復しにくいからです。

▶ 何かにつかまり片脚の爪先立ちができるか，爪先を上げる踵立ちができるかを左右の足で調べます。できなければなるべく早く脊椎専門医に紹介して下さい。

▶ 筆者は30歳頃から腰痛があり，椎間板ヘルニアからさらに腰椎すべり症と腰部脊柱管狭窄症になり，両下肢の痺れと痛みが20年以上ありました。しかし鎮痛薬やビタミンB_{12}でほぼ普通に生活していました。

▶ 54歳のときに右下肢の運動麻痺に気づき，すぐに手術を受けました。経過良好でしたが65歳時に別の部位の椎間板ヘルニアで再び右下肢の麻痺が生じて，2回目の手術を受けています。現在68歳ですが，外見上は腰の手術を2回受けたとは思えないくらい元気だと思います。詳細は巻末の付録に述べています。

▶ 手術はしなくてよいならしないほうがよいのですが，場合によっては早期の手術の決断も必要になります。

⑤ 根性でない坐骨神経痛

▶ 坐骨神経は腰椎から出て足まで延びる長い神経です。ややこしいですが，前項でも説明したように「根性坐骨神経痛」と「坐骨神経痛」と2つの病名があります。原因が「腰椎椎間板ヘルニア」など腰椎の根元の場合を「根性坐骨神経痛」，腰椎を出てから神経痛が起こる場合を「坐骨神経痛」と言います。

▶ 殿部の筋肉が坐骨神経を挟むのが原因の「梨状筋症候群」が有名ですが，筆者の経験では，固い椅子に長い時間座り続け，坐骨神経が椅子と大腿骨に挟まれて痺れを起こすほうが多いと思います。筆者はトイレで本を読む際に，便座に座り続けて脚が痺れることがあります。

▶ 腰椎MRIで異常がない脚の痺れの場合には，この原因による坐骨神経痛を考えます。

▶ 全体の約30％が根性でない，腰椎が原因でない坐骨神経痛という説もあります。脚の痺れや痛みでMRIを施行しても原因がわからない場合は，固い椅子に座る時間が長くないか確認して下さい。

▶ 梨状筋症候群の場合は，股関節を外へ捻る外旋位を続けると神経痛が生じます。この

根性でない坐骨神経痛は原因が見つかりにくいのでスッキリしません。しかし，脚を外旋しすぎないとか固い椅子に長時間座らないなどの点を注意して，神経痛の対症療法としてビタミンB_{12}やプレガバリン（リリカ®），ミロガバリン（タリージェ®）などを処方し，痛みや痺れが軽減すればそれでよいと思います。

6 椎間板性腰痛（腰椎椎間板症）

▶ 椎間板の髄核を囲む線維輪に亀裂が入るなどの変性で生じる腰痛で，急性腰痛症の原因のひとつです。

▶ 腰椎を前屈したときに痛みが出やすいのですが，X線やMRIでもなかなか診断がつきにくく，原因不明の腰痛の一部であると考えられています。MRIでもT2強調像か脂肪抑制（short tau inversion recovery；STIR）像で椎間板辺縁に高輝度変化の炎症所見があれば診断がつくことがあります。痛みに応じて，鎮痛薬の処方や体操の指導などを行います。

▶ 最近では，造影CTの所見もふまえて，診断がつけば内視鏡でラジオ波を用いて焼灼する治療法が開発されています。

7 椎間関節（ファセット）炎，椎間関節捻挫（第1章，図1参照）

▶ 椎間関節（ファセット）とは，腰椎の後方にある1対の関節です。前方の椎間板とセットになって腰椎の全方向の可動を可能にしていますが，斜めに存在し，捻挫をしやすく，また変性もきたしやすい関節です。

▶ 椎間板が老化などで狭小化すると椎間関節の間隙も少なくなることで，体重がかかるようになり，痛みが生じやすくなります。この関節の捻挫は急性腰痛症，いわゆるぎっくり腰の大きな原因のひとつです。

▶ X線やMRIでは診断がつきにくく，腰を反らせて腰の両側や片側が痛む場合に，この椎間関節性の腰痛を考慮します。GL2019では腰痛の原因の22％を占め，原因のトップとされています。

▶ 抗炎症薬や外用薬などを処方し，痛みが軽減するに従い，徐々に体操の強度をアップしていきます。椎間関節ブロックも有効ですが，X線透視装置がないとできないので，開業現場では難しいと思います。

8 腰椎分離症

▶ 腰椎の前後方をつなぐ部分（腰椎椎弓）の疲労骨折です。骨折により腰椎背部の一部の骨が分離し，痛みを生じます。スポーツをする成長途中の青少年によくみられますが，一般の大人でも，症状の有無にかかわらず，100人に1〜2人の割合でこの腰椎分離症

があると言われています。青少年の場合，初期に発見された際にスポーツを中止し，コルセットをしっかり装着すれば分離した骨が癒合可能ですが，長期間分離している場合は癒合しません。

▶痛いときにだけコルセットや抗炎症薬を使用し，ストレッチなどの運動療法を行います。また分離部の痛みが強い場合のみ手術を行います。青少年でスポーツが原因の腰椎分離症が見つかった場合に，分離部が癒合するまで数カ月間コルセットを着けてスポーツを中断させる判断をするのは，一般開業医の外来ではなかなか難しいと思います。

⑨ 骨粗鬆症

▶超高齢社会の到来とともに，骨粗鬆症という病気が「骨が弱くなり折れやすくなる病気」として一般の方々にも認識されるようになってきました。正式には「骨粗鬆症は，低骨量と骨組織の微細構造の異常を特徴とし，骨の脆弱性が増大し，骨折の危険性が増大する疾患」と定義されます。2022年度の厚生労働省の「国民生活基礎調査」によれば，骨折および転倒がわが国の要介護2以上の寝たきりの原因の第3位を占めています[1]。現在，わが国では1600万人近い方が骨粗鬆症に罹患していると推定されています。

▶骨粗鬆症により骨折を生じると，予後も悪くなりますが，何より日常生活の動作や生活の質が著しく低下し，さらに医療経済的にも社会に対する負担が増加することになります。

▶50歳以上の女性の3人に1人（約33％）は生涯に脊椎，大腿骨近位部，橈骨遠位端，上腕骨近位部などのいずれかの部位を骨折する可能性があると言われています。70歳以上になると急速に大腿骨近位部骨折が増え，一度この骨折をすると1年以内の死亡率が10〜20％と高くなり，また手術を行っても70％の患者が何らかの介助なしでは歩行できなくなります。

▶また，骨粗鬆症による骨折は1回生じると2回・3回と生じやすく，連鎖を起こしやすくなります。

▶しかし，一般の医師による骨粗鬆症の理解はいまだに不十分で，骨粗鬆症を疾患とは見なさず「骨の老化現象」と考え，特に治療をしない医師も少なくありません。重要なのは，骨折を骨粗鬆症の重大な合併症と考えることです。

▶たとえば生活習慣病である糖尿病とその合併症である網膜症・腎症・神経症や，高血圧とその合併症である脳卒中と同じ関係だと考え，骨粗鬆症を「まだ骨折を起こしていないがその危険性が増大している疾患」ととらえ，診断，治療することが大切なのです。『骨粗鬆症の予防と治療ガイドライン2015年版』にも，骨粗鬆症の治療と予防の目的は「骨折を予防し，骨格の健康とQOLの維持改善をはかること」と明記されています[2]。

▶整形外科クリニックを開業して感じるのは，いかに高齢の患者が多く，しかも骨粗鬆症に罹患している方が多いかということです。また，背中が曲がることを気にして受診

する患者も増えています。背中が極度に曲がったために心肺機能が低下し，逆流性食道炎などの胃腸障害が生じている患者が案外います。

▶骨粗鬆症には閉経後骨粗鬆症や老人性骨粗鬆症などの「原発性骨粗鬆症」と，内分泌疾患やステロイドの使用などに続いて生じる「続発性骨粗鬆症」があります。ここでは主に原発性骨粗鬆症について述べます。

▶骨量測定の方法としてX線写真の濃度を測る方法や，二重エネルギーX線吸収測定法（dual energy X-ray absorptiometry；DXA）などで骨密度を測定する方法が多く用いられていますが，最近ではX線の被曝のない超音波を利用した方法も利用されています。超音波による測定では，フィットネスクラブなどでもサービスのために骨密度の測定をするところがありますが，実際の骨密度ではなく推定の骨密度で，精度はDXAに比べて劣ります。

▶ただ，注意すべきなのは結果の判定です。20〜44歳までの若年成人平均骨密度に比べて80％以下を骨量減少，70％以下を骨粗鬆症と診断します。さらに脊椎圧迫骨折の既往のある方は，若年成人平均骨密度の80％以下の骨密度でも骨粗鬆症と診断されます。フィットネスクラブなどで超音波法により測定してもらい，同年齢の方より少し骨密度が高いことで正常と勘違いされている方がしばしばみられます。医師が正しく診断することが必要です。

▶骨粗鬆症の治療の目的は骨折の予防ですから，まず運動療法に取り組んでもらいます。宇宙飛行士が宇宙の無重力状態で長い間過ごせない大きな理由のひとつが骨粗鬆症であることは有名です。適度な運動負荷が骨密度を増やすことは明らかで，高齢の方も安全な方法で運動することが大切です。一番簡単で安全なのはウォーキングです。日にあたってビタミンDを皮膚でつくることも大事ですが，最近の女性は高齢でも顔のシミを避けるために日にあたらない傾向にあります。

▶また，栄養状態が悪いと骨粗鬆症になりやすいこともわかっています。若い女性にみられる極度のダイエットは骨量を減少させます。

▶日本人のカルシウム摂取量は先進国では最低レベルです。これは乳製品の摂取が少ないなどの事情にもよりますが，閉経後は最低1日800mgは必要と言われています。このため，食事指導やカルシウム製剤の投与が必要です。

▶薬物療法ですが，現在わが国で用いられている薬剤には，カルシウム製剤，活性型ビタミンD_3製剤，選択的エストロゲン受容体モジュレーター（selective estrogen receptor modulator；SERM），ビスホスホネート製剤など，いろいろな種類の薬剤があります。摂取の方法も，薬剤を毎日，週1回，月1回服用するタイプや，月1回あるいは半年に1回注射する薬剤など様々です。

▶最近では，骨折しやすい人に強力な骨折予防効果のある注射薬が2種類発売されています。副甲状腺ホルモン（parathyroid hormone；PTH）製剤（テリボン®，フォルテオ®）とロモソズマブ（イベニティ®）で，期間と回数が限定されていますが，かなり強力な骨折予防効果があります。

10 圧迫骨折

▶ 圧迫骨折には，交通事故や転落事故などの強い力の外傷によるものと，転倒や咳・くしゃみなどの軽微な外傷によるもの，また骨粗鬆症があるために外傷がなくて起こるものがあります。このほかに，悪性腫瘍の転移，感染による圧迫骨折もあります。

▶ ここでは，骨粗鬆症やステロイド性骨粗鬆症が基礎にあって生じた圧迫骨折について述べます。高齢の方が転倒したり，くしゃみをしたりしたときなどに腰や背中に痛みを感じる場合，胸椎や腰椎の圧迫骨折を生じていることがあります。あるいは，そのようなきっかけがまったくなくても圧迫骨折を生じることがあります。高齢の方が徐々に背中が曲がってくる（円背，亀背）のは，脊柱の前方部分に圧迫骨折を生じて椎体の幅が狭くなったり，椎間板がひしゃげてきたりすることが原因です。

▶ 既に述べたように，痛みを生じても，骨折が微小なためにX線検査をしても骨折がすぐにはわからないときがあります。背中や腰の痛みが続くときは，1〜2週間後にもう一度X線検査をするほうがよいでしょう。

▶ また，骨折の生じる部位は胸腰椎移行部（第11・12胸椎，第1・2腰椎）に多いのですが，病院やクリニックで腰のX線を施行したときに撮影部位から外れてしまうことがしばしばあります。交通事故や転落事故などによる骨折と異なり，神経の障害は少ないのですが，わずかな肋間神経痛や大腿神経痛，坐骨神経痛などを生じることもあります。

▶ 痛みは強いこともあれば，ほとんど感じないこともあります。痛みが強いときはコルセットや，場合によってはギプス固定などをして安静にするのですが，痛みが強くないときも，圧迫骨折が徐々に進んで円背（亀背）変形がひどくなることがあるので，必要に応じて外出時のみコルセットなどで固定するとよいでしょう。

▶ 骨粗鬆症があれば，同時にその治療を行います。骨粗鬆症の方が一度脊椎の圧迫骨折を生じた場合は，2回，3回と圧迫骨折を生じる確率が高いことがわかっています。その予防のためにも骨粗鬆症の治療が必要です。

▶ また，長期の臥床はよくありません。痛み止めやコルセットなどを上手に使いながら，なるべく早期に起きて生活することが大切です。寝ていると骨粗鬆症がさらに悪化し，筋力の低下などが早期に生じて，本当の寝たきりになってしまいかねません。

11 化膿性脊椎炎

▶ 結核菌ではなく，ブドウ球菌や大腸菌などの一般細菌による脊椎の感染です。一般細菌による化膿性脊椎炎と，後述の結核菌による結核性脊椎炎の両方を合わせて感染性脊椎炎と言います。

▶ 椎体の骨は内部に海綿骨というスポンジ状の骨があり，細菌がその場にとどまりやすく，特殊な静脈叢のために泌尿器系疾患や婦人科系疾患からの血行性感染が起こるこ

とがあります。また，椎間板造影の検査や脊椎の手術の後に生じる医原性の場合もあります。

▶ 急性型，亜急性型，慢性型のタイプがあり，急性型は結核性脊椎炎（カリエス）と異なり腰・背部の痛みが強く，中等度以上の発熱を生じたりして，比較的診断がつきやすいのですが，慢性タイプでは炎症の所見が乏しく，診断がつきにくいことがしばしばあります。

▶ 近年，抗がん剤や免疫抑制薬，ステロイドを投与されている方が多くなり，弱毒菌による感染が増加しつつあります。熱があって，背中が痛いときは必ずこの疾患を鑑別する必要があります。

▶ 筆者が以前勤務していた神戸市立医療センター中央市民病院の整形外科では，1991〜97年の7年間で20人の化膿性脊椎炎の患者がいました。筆者は開業して25年になりますが，その間に化膿性脊椎炎と思われる患者が3人いました。いずれも他の病院や医院で診断がついていませんでした。

▶ 症状としては，腰・背部の痛み，全身の発熱，脊柱の曲げ伸ばし時の痛みなどがあります。治療としては，安静にして抗菌薬投与などを行います。膿瘍があれば手術で病巣郭清をします。

12 結核性脊椎炎（脊椎カリエス）

▶ 50年以上前の整形外科では，結核性脊椎炎（脊椎カリエス）が代表的な病気でした。抗結核薬の開発とともに結核性脊椎炎は激減しました。2020年まで日本は先進国の中では結核発生率が中等度に高かったのですが，2021年にようやく結核低蔓延国となりました。しかし現在でも結核患者の集団発生のニュースが時折みられます。

▶ 前述の神戸市立医療センター中央市民病院の整形外科でも，1991〜97年の7年間で10人の結核性脊椎炎の患者がいました。化膿性脊椎炎（一般細菌による脊椎炎）に比べて発熱などの炎症所見が少ないため，患者も軽く考え，医師も見逃すことがあります。

▶ 症状としては，炎症所見が比較的少ないため，初期の段階では診断がつかないこともあるので注意が必要です。軽度の易疲労感，寝汗，微熱，また子どもの場合には，不機嫌や行動の不活発がみられるほかには，あまり強い症状はありません。背中の痛みは鈍痛であることが多く，曲げ伸ばしがしにくくなる程度です。

▶ 検査として，以前はツベルクリン反応を実施することがありましたが，現在ではより鋭敏なTスポットという血液検査で簡便に検査ができるようになっています。

▶ 治療としては安静と抗結核薬の投与が必要です。必ず整形外科の専門医に診てもらうことが大切です。同時に呼吸器内科医にも相談します。膿瘍ができているときなどは手術が必要です。最近では，手術で病巣郭清と固定をしたほうが日常生活に早く復帰しやすいと考える整形外科医が増えています。

13 転移性脊椎悪性腫瘍

▶乳癌，肺癌，前立腺癌，甲状腺癌，肝癌，腎癌，直腸癌，子宮癌，血液性のがんなどが脊椎へ転移することがよくあります。原発巣が明らかでなく，脊椎に転移してから初めてがんの存在がわかることもあります。

▶頚部，背部，腰部の痛みが主な症状ですが，動いたときだけでなく，安静時にも痛みがあることが特徴的です。末期がんの特徴である，るい痩や全身の倦怠感などが現れることもあります。

▶治療は原則として，原発巣の担当の医師が中心となって行いますが，痛みや脊髄麻痺があるときは整形外科的な治療も必要となります。その場合は原発巣の担当の医師と整形外科医や放射線科医，また患者あるいはその家族と相談し，協力しながら治療を進めます。

14 脊髄腫瘍

▶脊髄神経が通る脊柱管内に発生した腫瘍です。悪性の腫瘍は少ないのですが，良性腫瘍であっても骨に囲まれた脊柱管内で腫瘍が大きくなると，脊髄を圧迫して神経痛や麻痺が生じます。

▶以前は脊髄腫瘍を発見することは難しかったのですが，MRIができるようになってからは診断が比較的容易になりました。しかし胸椎は頚椎や腰椎に比べてMRIをしないことが多く，下半身麻痺がかなり強くなるまで診断がつかないこともあります。

▶脊髄腫瘍では放射線治療や薬の効果がほとんどないため，手術で腫瘍を摘出します。最近では顕微鏡を使う手術方法（マイクロサージャリー）が一般的になり，術後成績が向上していますが，それでもなお術後に麻痺が生じることがありえます。

15 強直性脊椎炎

▶脊椎，仙腸関節，股関節，膝関節，肩関節などの大関節が主に侵され，強直していく原因不明の病気です。10代後半〜20代の男性に発症することが多く，運動時に解消する腰痛，朝の背中のこわばり，背中がしだいに曲がってくる，などが特徴的な症状です。

▶初期には病状の波が激しく，痛みで寝込んでいても翌日にはケロッとスポーツができることもあり，怠け病と言われて悩む患者も少なくありません。症状が1箇所でなく全体に徐々に広がるために診断がつきにくく，欧米の統計では初発から診断まで平均7年かかるとされています。血液検査では，80〜95％でHLA-B27が陽性になります。

▶原因もはっきりわかっていませんが，筋肉や腱の骨の付着部に炎症が生じて，その部分が徐々に骨化していきます。まだ治療薬がなく，潰瘍性大腸炎の薬のサラゾピリン®などが用いられたり，痛みに対して抗炎症薬を服用したりすることもあります。人工股

関節の設置や，背中が曲がりすぎて上を見られなくてどうしても困るときに脊椎の矯正骨切り術を行うことがあります。

▶ 最近では，リウマチに対する生物学的製剤であるインフリキシマブ（レミケード®）やアダリムマブ（ヒュミラ®）などの薬剤に強直性脊椎炎の進行を遅らせる効果があることがわかり，光明が見えてきた感があります。

16 側弯症（小児）

▶ 様々な原因で背骨が曲がる病気です。成長期である小学高学年から中学時代に発症する思春期特発性（原因不明という意味）側弯症が80～90％を占めます。女子が男子の5～7倍多く発症します。姿勢の悪さや学校の重いカバンは原因にならないことがわかっています。

▶ X線で側弯の程度を示すコブ角を計測し，コブ角が10°未満は正常で，10～20°なら経過をみます。20°以上なら治療を開始します。身長が伸びる時期に急速に側弯が悪化することがあるため，10°くらいの側弯でも半年に一度はX線で検査するように指導して下さい。

▶ 10～20°の側弯なら背骨の周りの筋肉を柔軟かつ強くします。スポーツやウォーキング，また同時に身体を前後左右に捻転する柔軟体操も行います。

▶ 20～40°の側弯の場合には装具をつけるか迷います。装具をつけたほうが側弯の悪化を防げることがわかっていますが，1日で23時間くらいはつけないと効果が少ないこともわかっています。思春期の子どもに大きな装具を1日中つけるのは多大なストレスを生じるため，主治医の先生と子どもと親での相談になります。

▶ 40～50°と変形が高度の場合は手術が考えられますが，これもストレスが大きいので，側弯症を専門とする病院に紹介するのがよいと思います。

17 側弯症（成人）

▶ 成人になってから側弯症が見つかることがあります。内科などで胸部あるいは腹部X線検査をして，側弯症が見つかることも多いと思います。その場合は，やはり一度整形外科医を受診するように指導して下さい。変形性脊椎症や腰椎椎間板ヘルニアなどによる成人の側弯症もよくありますが，半年ほど後にX線検査を再検して，側弯の程度が同じであれば大きな問題はないと思います。

▶ 高齢女性には側弯がしばしばみられますが，高齢男性にはあまり側弯がみられません。このことから，私見ですが，昔は椅子やテーブルの生活ではなく畳の上の生活がほとんどであり，女性は右か左かどちらか一定の方向へ脚を出して横座りする傾向にあったために，側弯が生じているのではないかと考えています。

▶ 椅子やテーブルの生活がほとんどの今の若い女性には，成人後に側弯が生じることは

少ないように考えています。

18 仙腸関節炎

▶ 仙椎と骨盤の腸骨を結合する大きな関節の炎症です。殿部の筋肉の柔らかい部位の少し内側の左右にあり，交通事故や転落事故でもない限りずれたりはしない，しっかりした大きな関節ですが，ここに関節炎をきたすことがあります。

▶ 強直性脊椎炎や掌蹠膿疱症には特に仙腸関節の病変が伴いますが，そのような特殊な場合でなくても仙腸関節に痛みを生じることがあります。難治性腰痛の原因のひとつに，仙腸関節炎があるとも言われています。

▶ GL2019では，腰痛の原因の6％が仙腸関節性であったとしています。整形外科医の間でもこの仙腸関節炎に関して，重要視するグループやそうでないグループがあるなど，意見がわかれます。

▶ 症状は腰痛および殿部痛が多いのですが，そのほか下肢の痺れや上半身にまで影響があるとの意見もあります。特に座っているときに症状が出やすいようです。

▶ 仙腸関節炎は，X線やMRIなどでもはっきりとした診断をつけにくい病気です。また，治療法も様々です。ストレッチをすることや同じ姿勢を続けないなどの生活上の注意に加え，抗炎症薬の経口・局所注射などを組み合わせます。

▶ 筆者は仙腸関節に関して詳しくありませんが，整形外科の教科書とも言える『標準整形外科学』第15版（医学書院）には，仙腸関節炎の記載はほとんどないようです。日本整形外科学会のホームページにも解説されていないため，日本仙腸関節研究会のホームページをご参照下さい[3]。

19 疲労性・姿勢性の慢性腰痛

▶ それぞれの基礎疾患があればそれに応じた治療を行いますが，基本的に腰部を温め（冷やさないように工夫する），何よりも簡単でよいので体操をすることが治療にも予防にも重要です（第5章参照）。鎮痛薬や外用薬は痛みに応じて適宜処方します。

▶ 慢性腰痛にはNSAIDsは効果が少ないか，あっても短期間で持続的な効果がないことがほとんどです。デュロキセチンなどの抗うつ薬やオピオイドなどの鎮痛薬が効果的であることがあります。

▶ 慢性腰痛はそう簡単には治らず，1回の診療だけでは診断も治療も終わらないことを医師も知っておき，患者にも何回かの通院と，そのたびに診断と治療の修正が必要なことを説明しておくのがよいでしょう。

20 心因性の慢性腰痛

▶慢性腰痛にストレスやうつの状態が関連することは以前から指摘されています。2015年のNHKの番組「腰痛・治療革命〜見えてきた痛みのメカニズム」で，腰部に原因がなくても，脳が幻の痛みを感じて腰痛を生じる病態があることを視聴者に説明してくれたことは意義がありました（第9章，図4参照）。診察や検査をしても腰痛の原因が見つからない場合，患者は医師に不信感を持ってしまうからです。

▶原因不明の慢性腰痛を非特異的腰痛と呼び，GL2012が発刊された頃は「非特異的腰痛が85％もある」と説明されたこともありましたが，GL2019では診断不明の非特異的腰痛は22％にすぎなかったとされています。しかし依然として原因不明の腰痛があることは確かであり，脳が幻の痛みを感じている可能性があります。

▶仕事に対する満足度，職場の人間関係，精神的ストレス，うつ状態，恐怖回避信念などが腰痛を発症し，遷延化させることが示唆されています（第5章参照）。家庭内の問題や経済的問題なども腰痛を悪化させます。

▶このように心療内科的，精神科的な病気が関連しているときは，カウンセラーや精神科医との連携が必要となります。職場での問題があれば産業医との連携が大事になります。ストレスの改善，抗うつ薬・抗不安薬の処方などとともに，適度な運動や体操，人間関係の改善，職場環境の改善などが大事になります。

21 思い込みによる腰痛

▶心因性のひとつに，思い込みによる腰痛があります。第9章で紹介した2冊の本（第9章，図3参照）では，それぞれの著者が整形外科，ペインクリニック，精神科，整体，鍼灸などを含めて様々な診察・検査・治療を受けても腰痛が改善せず，結果的に2人とも思い込みによる腰痛が原因とわかりました。

▶思い込みはカウンセリングや薬剤では治らないことが多く，自分で気づいてもらうしか治療法がないことがほとんどです。思い込みの治療としての認知行動療法は，痛みに対する正しい知識を得て，自分が思い込みすぎていることを修正します。そして今ある痛みを受け入れ，少しずつ体操やストレッチで痛みを克服していくという，脳の思い込みをリセットする方法です。

▶あるいは前述の本や『人生を変える幸せの腰痛学校』（第9章，図4参照）を読んでもらえば，何割かの患者は思い込みに気づくかもしれません。

22 腰や背中の中央の1点が痛む棘上靱帯炎

▶背骨の一番後ろの中央には棘突起という恐竜の背びれのような骨の突起があります。この棘突起を上下につなぐのが棘上靱帯で，背骨を安定させています。

▶ 背骨は胸椎12個，腰椎5個ありますが，必ずしも全体にまんべんなく曲がったり伸びたりしません。特によく曲がったり伸びたりする部位が人それぞれにあります。それゆえにその部位の脊椎にヘルニアや分離症，骨棘などをきたすのですが，その背骨の一番後ろにある棘上靱帯も炎症を起こすことがあります。

▶ 背中や腰の中央のほぼ1点が動くと痛みを生じ，指で押さえても痛みます。背中の中央が痛い場合，椎体骨折や椎体の感染症，またがんの転移もありえますが，それらが否定された場合は，この靱帯の炎症かもしれません。

▶ 適度な体操をして靱帯をほぐし，同じ姿勢をとりすぎないようにして，抗炎症薬の湿布やクリームを使います。痛みが強い場合はケナコルト-A®などのステロイドホルモンの局所注射を数回行えば炎症と痛みが治まることがあります。

▶ 比較的若い女性に多く，以前，「脊椎過敏症」とか「棘上靱帯過敏症」と呼ばれた病気はこの靱帯の炎症だと筆者は考えています。「脊椎過敏症」という病名は安易につけるべきでないと言われていますが，靱帯の炎症であれば普通に起こりうると思います。

23 Baastrup（バストルップ）病

▶ 腰を反らしたときに腰椎の後方にある棘突起が接触する（キスするとも言われます）ために生じる痛みで，棘突起間に炎症性の滑液包炎がみられることもあります。案外多い病気だとも言われています。

▶ 2000年に開業してから現在までに5万3000人以上の患者を診察し，その中には腰痛の患者も多数いました。特に若い女性に前述の棘上靱帯炎があります。

▶ 背中あるいは腰部の中央の棘突起の1点だけ圧痛があるのですが，棘突起の間には圧痛があまりないように思っています。棘突起上の棘上靱帯に局所麻酔薬を注射して痛みがなくなれば棘上靱帯炎，棘突起間に注射して痛みがなくなればこのBaastrup病と診断できるかもしれません。

◀文献▶

1) 厚生労働省：2022（令和4）年 国民生活基礎調査の概況 IV 介護の状況.
   https://www.mhlw.go.jp/toukei/saikin/hw/k-tyosa/k-tyosa22/dl/05.pdf

2) 骨粗鬆症の予防と治療ガイドライン作成委員会，編：骨粗鬆症の予防と治療ガイドライン2015年版.
   http://www.josteo.com/ja/guideline/doc/15_1.pdf

3) 日本仙腸関節研究会.
   http://www.sentyo-kansetsu.com/jp/index.php

【コラム：ぎっくり腰は予防できる】

　ぎっくり腰は，第10章でも解説しました。重い物を持ったときなどに急に腰が痛くなる状態ですが，医学用語ではありません。関節・筋肉の捻挫や椎間板の亀裂や骨折など，様々な原因による急性腰痛症をひっくるめた便利な言葉として一般に使われています。

　このぎっくり腰は，動き始めや普段からの体操を意識すれば予防できます。たとえば，同じ姿勢のまま長く座り続けたときは，立ち上がる前に腰を軽く左右に捻り，前後に動かします。朝起きるときも同様です。急に起き上がろうとすると，寝ている間に硬くなった筋肉や関節がギクッと痛む可能性があるので，寝たままの状態で背伸びをしたり，身体を左右に捻ったりしてから起き上がるクセをつけるように説明して下さい。

　また，床に落ちた物を拾うときも，信号が途中で点滅して慌てて渡るときも，すぐに動きを速めず，0.5秒ほど「間」をおいてから動き出すように指導して下さい。不用意に急に腰を動かすと，ぎっくり腰を引き起こす可能性が高まります。

　そして，1日のうち数回でもよいので，普段から腰を左右に倒す，左右に捻る，前後に曲げ伸ばしするといった体操をするように説明します。「常に腰をほぐしておく」というイメージです。エンジンを冷やさず，常にアイドリング状態にしておけば，多少のダッシュでもエンジン，この場合は腰も傷まずに生活できます。

第11章

腰痛と労働

1 労働による腰痛の原因

▶わが国では，労働中の疾病全体の実に6割が腰痛であり，仕事中の負傷による疾病の8割までを腰痛が占めています[1]。

▶重い荷物を連続して持つ仕事に従事する人や長い時間運転する人に多く，そして最近では介護の現場での腰痛が増えています（第1章5「腰痛と職業の間に関係がある」参照）。

▶労働による腰痛もそれ以外の腰痛と同じく，急に痛くなる急性腰痛と，徐々に生じてなかなか治らない慢性腰痛があります。

▶労働で腰痛を生じる原因としては，以下のように実に様々な原因があります。

①**姿勢や動作の原因**：急に身体を捻る，重量物を持ち上げる・押す・引く，前かがみや反る姿勢を繰り返す，長時間同じ姿勢を続ける，など

②**作業環境の原因**：寒冷な職場で作業する，照明が暗い中で作業する，乗り物や機械の振動を受ける，すべりやすい床を歩く，狭い空間で不自然な姿勢のまま作業する，など

③**個人的原因**：筋肉量や体格の差，身長と作業面の高さの不適合，握力・腹筋力の違い，身体愁訴が多い，など

④**心理社会的な原因**：職場での対人トラブルがある，過度な長時間労働・激しい疲労がある，働きがいが得られない，上司・同僚の支援が得られない，仕事の重大な責任が生じている，など

2 職場での環境改善

▶対策としては，これらの原因をひとつひとつ改善していくことが必要になりますが，運送業や介護に携わる方に，重い物を持たないようにと指導すれば仕事になりません。

▶筆者は，仕事とはある意味で，身体（肉体と精神）を犠牲にしてお金を得るのだと常々考えています。楽してお金儲けはできません。ある程度の身体の疲労や消耗は避けられないはずです。それでも日頃から工夫をしていけば，腰痛の予防や対応が可能になります。

▶職場の環境を改善することは1人では無理で，職場全体，会社全体での取り組みも大切になります。その意味では，第12章で説明する産業医の役割が重要になってきます。

▶寒い環境ならば温度を調整し，防寒衣を着用させる，暗いところならば明るい照明に変え，段差を減らし，すべりにくい床にする，狭いところでの作業がなるべく連続しすぎ

ないようにする，作業台やデスク，あるいは介護者のベッドの高さを改善する，振動が多いブルドーザー，ショベルカー，フォークリフトなどの運転席では，背もたれや座面の工夫をし，適度な休憩をとりストレッチをする，などです。仕事内容と職場環境により，それぞれ違った改善策があります。

▶ 自分が産業医でなければ，患者から職場に提言してもらうか，産業医に相談してもらうことになります。

▶ また，すべての職場に共通することもあります。たとえ数分でも，仕事の合間にリラックスして休める休憩時間や休憩所を設けることなどです。これも患者から職場に直接か，あるいは産業医を通して要求することになります。

3 労働形態の違いごとの注意点

▶ 以下は，中央労働災害防止協会が作成したパンフレット「腰痛を防ごう！」[1]に基づいて作成した注意点です。

(1) 重量物を取り扱う仕事の注意点

▶ 自動化・省力化を積極的に進めます（自動搬送装置・リフター・台車などの利用。といっても患者個人では職場の改善は無理ですが）。

▶ 労働基準法では男性は体重の40％以下，女性は男性の60％以下，つまり女性の場合は体重の24％以下の重量に抑えることが推奨されています。また，女性では30kg，継続して20kg以上の重量物を扱うことを禁じられていますが，運送や介護の現場ではそれを守ることはほぼ不可能でしょう。ただし，重量物を扱う仕事に従事する人も，そのために腰痛患者を診療する医師もそれらの知識は必要だと思います。

▶ いくつかの注意点を説明します。
- 荷姿を工夫し，重量の表示をするようにします。
- 持ち上げる・押す・引く・持ち上げて捻るなどの動作が危険なので，なるべく対象物に身体を近づけ，動作を最小にするようにします。
- 小休止や休息を適度に小まめにはさむようにします。
- 長時間運転をした直後に重量物の積み下ろしをせず，いったん小休止やストレッチを行ってから作業を開始するように指導します（**図1〜5**）[2]。

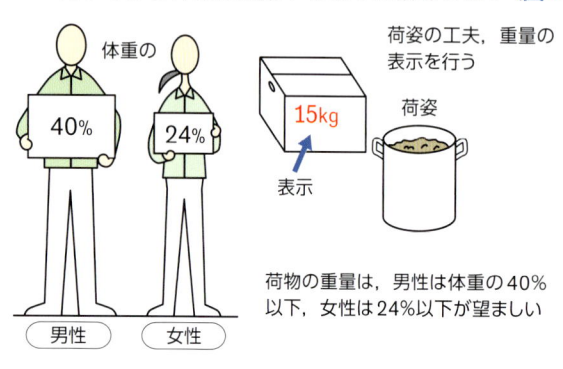

荷物の重量は，男性は体重の40％以下，女性は24％以下が望ましい

図1　重量制限と荷姿

（文献2より作成）

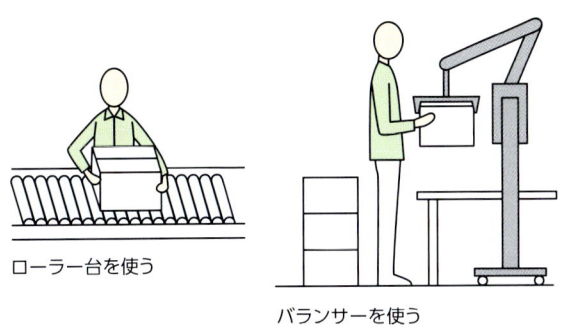

ローラー台を使う

バランサーを使う

図2　バランサーやローラーを使う
（文献2より作成）

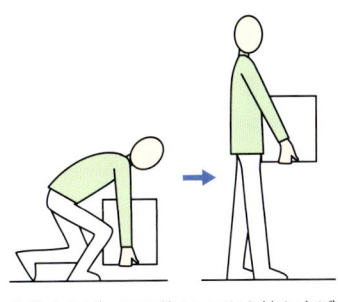

片膝を曲げ，腰を落としてから持ち上げる

図3　重量物を持ち上げるときの方法
（文献2より作成）

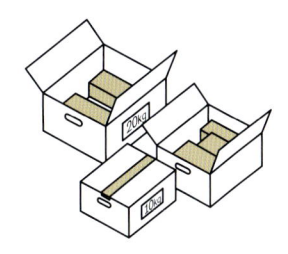

小分けにして荷物の重量を軽くしたり，
取っ手をつけたりして持ちやすくする

図4　小分けにする，取っ手をつける
（文献2より作成）

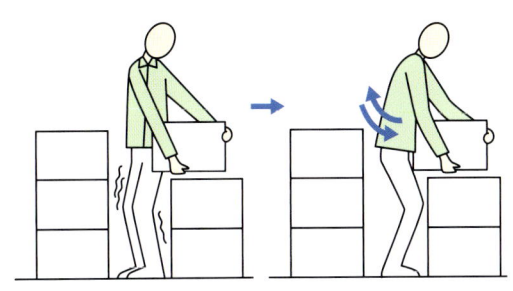

向きを変えて運ぶ際には，腕だけで向きを変えず，
身体ごと回して運ぶ

**図5　重量物を持って向きを変える
ときの方法**（文献2より作成）

（2）立ち仕事の注意点（図6）[2]

- なるべく前かがみや反りすぎる姿勢にならないように，機械や設備，作業台の配置や
高さを工夫するようにします。

- 座ってする作業と組み合わせ，ときどき座って休憩できるようにします。
- 腰当てや片足を載せる台を用意し，1〜2時間に1度休み，腰を含めて全身のストレッチなどの体操をするようにします。
- 足元の冷えにも気をつけるようにします。

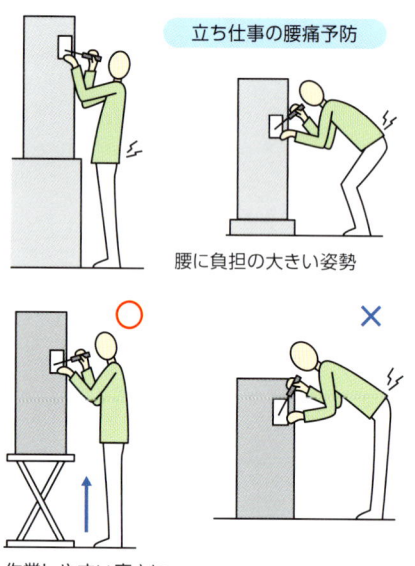

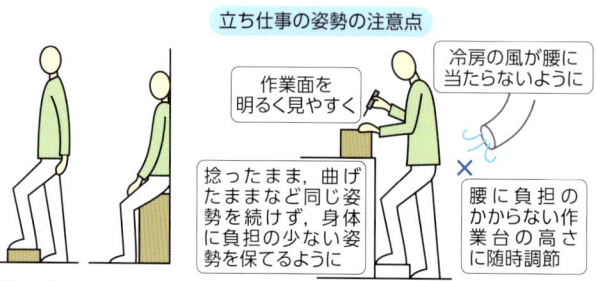

図6　立ち仕事の注意点
（文献2より作成）

(3) 座り仕事の注意点 (図7) [2)]

- 身体に合った安定した椅子を使うようにします。
- 机や作業台，椅子の高さや距離を調整するようにします。
- 足の裏が地面に届くよう椅子の高さを調整し，ときどき立ち上がってストレッチをするようにします。
- まっすぐ机や作業台に向かうようにし，床に直接座る仕事の場合は，お尻に座布団などを敷いて腰を高くするようにします。

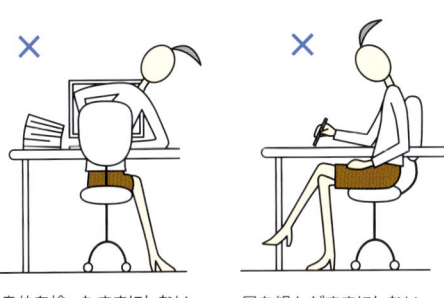

身体を捻ったままにしない　　足を組んだままにしない

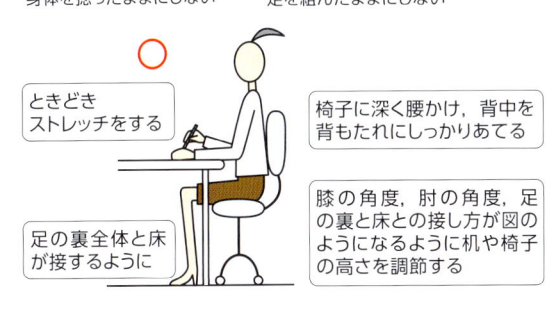

ときどき
ストレッチをする

椅子に深く腰かけ，背中を
背もたれにしっかりあてる

足の裏全体と床
が接するように

膝の角度，肘の角度，足
の裏と床との接し方が図の
ようになるように机や椅子
の高さを調節する

図7　座り仕事の注意点
（文献2より作成）

（4）介護・看護の仕事の注意点（図8〜16）[2]

- 介護対象者の身体の状態に合わせた介護・看護方法をとるようにします。
- 福祉用具を積極的に使用し，同じ姿勢や動作を続けないようにします。
- 中腰や不安定な姿勢での作業を減らし，小休止を増やし，ベッドから車椅子への移動，入浴の介助などで全介助が必要な人の抱え上げは原則として人力だけでは行わず，福祉用具を利用して行うようにします。
- 労働者の数は作業の状況に応じて適正に配置し，負担の大きい業務が特定の労働者に集中しないようにします。
- 休憩室をつくり，長時間労働や夜勤で，労働者が腰への負担を感じている場合，勤務形態の見直しを行います。
- 腰への負担の少ない介護・看護作業の仕方やストレッチの方法などの講習を行い，腰痛予防のために必要な知識の教育を定期的に行います。

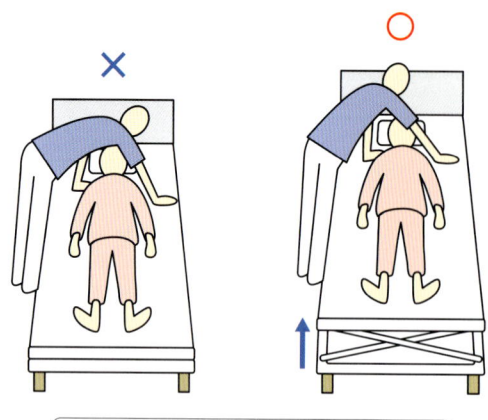

高さを調整できるベッドの場合は，腰を無理に曲げないで作業できる高さに調整する

図8　ベッドの高さを合わせる
（文献2より作成）

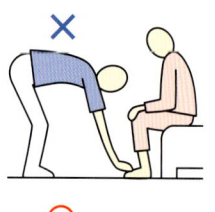
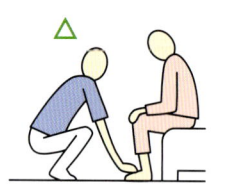
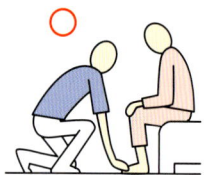

低い位置での作業は，腰を無理に曲げずに膝を床につけるか椅子に座る

図9　低い位置での作業は膝を床につける
（文献2より作成）

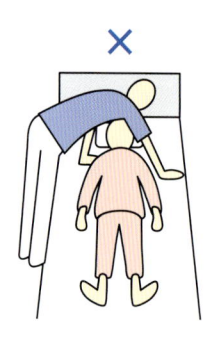
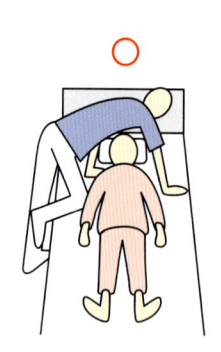

被介護者や作業対象物に身体を近づけてから作業を行うことで腰への負担を軽くする

図10　相手や対象物に身体を近づける
（文献2より作成）

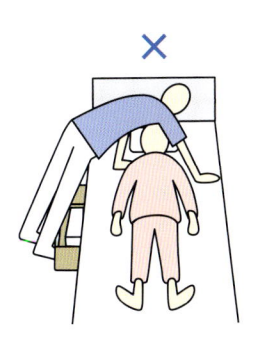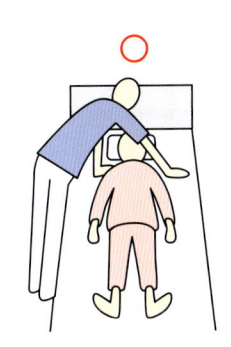

ベッドの足元に荷物があれば，先に片づけて近づきやすくする

図11　ベッドの足元の荷物は先に片づける　（文献2より作成）

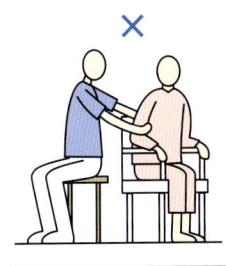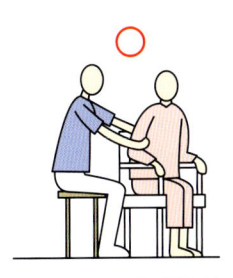

被介護者の横に並んで座らず，正面に向く姿勢をとることで腰の負担を減らす。回転式の椅子を使うことも有効

図12　捻る姿勢をなくす
（文献2より作成）

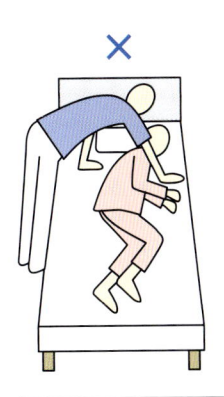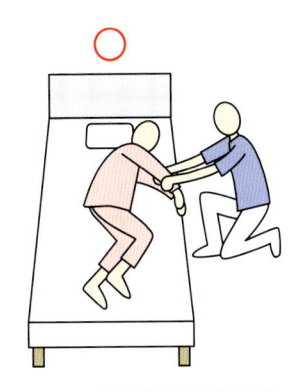

ベッドを壁につけず，両側に作業スペースをつくり，腰への負担を減らす。被介護者の周囲の整理整頓によるスペースの確保も大切

図13　作業スペースを確保する
（文献2より作成）

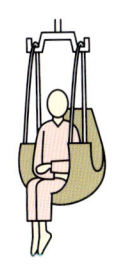

リフトを使う。リフトには移動式，設置式，レール走行式などがある

図14　福祉用具：リフトを使う
（文献2より作成）

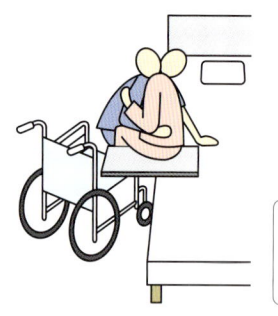

スライディングボードを使い，被介護者を楽に移動させる

図15 福祉用具：スライディングボードを使う （文献2より作成）

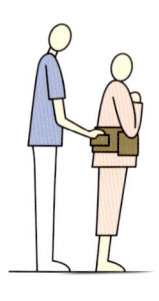

図16 福祉用具：持ち手つきの安全ベルトを使う （文献2より作成）

（5）運転の仕事の注意点（図17・18）[2]

- 座席に深く腰かけ，腰と背中をしっかり支持させて座るようにします。
- 振動を軽減するクッションなどを使い，長時間の連続運転を避け，適宜，小休止・休息をとるようにします。
- 小休止・休息中には，背伸びや腰や足のストレッチを行うようにします。
- 積み下ろし作業などには設備（リフター・ローラーコンベアー）を利用し，長時間運転直後には，重量物を取り扱わないようにします。
- フォークリフトなどの構内運転作業では，動きやすい作業服，すべりにくい靴などを着用し，路面やレイアウトを常に改善するようにします。

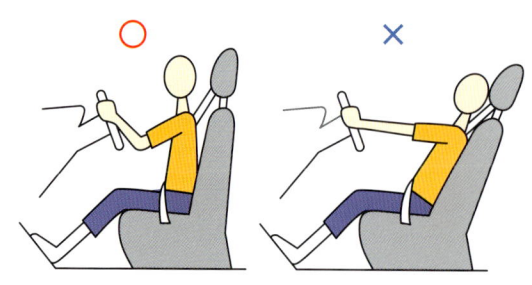

座席に深く腰かけ，腰と背中をしっかり背もたれに預ける

図17 座席に深く腰かける （文献2より作成）

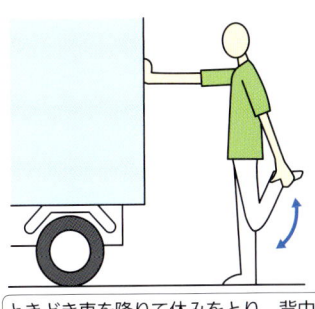

ときどき車を降りて休みをとり，背中や腰，足のストレッチ体操などを行う

図18　ときどき降りてストレッチを行う
（文献2より作成）

④　体操はいつでもどこでも簡単に

▶ 急性・慢性に限らず，腰痛は温めたほうが楽になります。薄手の腹巻きや使い捨てカイロなども有効です。仕事中にもチャンスがあれば休憩し，リラックスして一瞬でも休みをとり，体操やストレッチなどをして筋肉や関節をほぐします。体操やストレッチは適宜，簡単に短時間でよいので，いつでもどこでも行うことが腰痛の予防や治療につながります。

▶ 立ったままでも座ったままでも両手を頭の上で組んで，背伸びをする姿勢で，①左右に傾ける，②左右に捻転する，③前後に屈伸する，この3つの簡単な体操だけでも腰痛の予防と治療になります。

◀文献▶

1)　中央労働災害防止協会，編：腰痛を防ごう！中央労働災害防止協会，2013.
2)　井尻慎一郎：腰痛はガンでなければ怖くない. 創元社，2015.

【コラム：寒くなると，痛みがひどくなる？ ——気象病】

　以前から外来診療をしながら，3月中旬の生暖かい風が吹く頃に何となく根性坐骨神経痛や関節痛の患者が増えるように感じていました。

　2007年4月20日に，日本気象協会北海道支社が「明日4月21日はフェーン現象で気温がかなり上昇するため，体調不良や気分が落ち着かないなどの『気象病』が起こる可能性があり，車の運転や夫婦喧嘩に注意して下さい」というようなコメントを出しているのを聞いて，びっくりしたことがあります。

　もともと雨の日や寒い日には，関節痛や神経痛が起こりやすそうだと誰もが感じることと思います。しかし，急に暖かくなるときに身体の変調が起きるのも気象病として，気象協会が注意を促しているのを知って納得した記憶があります。

　気分や体調が悪くなるのは雨が降る前や寒くなったときだけでなく，急に気温が上昇するときにも起こりえます。「お天気病」「天気痛」と呼ばれることもあります。関節リウマチや神経痛，気管支喘息，心筋梗塞や自殺を含む精神障害にも影響があります。

　人間の健康状態と気象の関係を研究する学問を「生気象学」と言いますが，古くは古代ギリシャ時代からわかっていました。20世紀前半にはドイツやオーストリアで生気象学の研究が盛んになり，オーストリアのインスブルックでは，フェーンが吹くと気分が不安定になり，集中力が落ちたり，自殺者が増えたりすることがわかっています。

　筑波大学名誉教授の吉野正敏先生の著書『医学気象予報』（福岡義隆氏との共著・角川書店）によれば，吉野先生は人工気象室をつくり，その部屋の中の気温，気圧，湿度を人工的に変化させることにより，いろいろな研究をしました。関節リウマチの場合，その3つの要素の中で，特に気圧を下げ，湿度を上げた場合に関節痛が悪化しました。これは低気圧が近づいて雨になる直前の気象条件と同じです。関節リウマチ患者の関節痛は冬の寒いときには安定していることが多く，夏でも台風が来る直前や梅雨の時期に天候が大きく変化して，気圧が低下し湿度が高くなるときに悪化しやすくなります。

　関節リウマチでない患者から「冬になり寒いので膝関節が痛む」と言われることがありますが，筆者は「季節の変わり目や急に寒くなると痛みを感じますが，冬だから必ずしも痛みが強いわけではありません。暖かく着込んで部屋も暖かくして，ぬくぬくしましょうね」と説明しています。

　関節リウマチでは世界中の暖かい地域や寒い地域での罹患率に差はないと実証されています。吉野先生は，冬よりも気候が変化するときにいろいろな病気が起こりやすいと述べています。

　気象病に対して，特定の季節に起こりやすい，悪化しやすい病気を季節病と呼びます。夏に多い熱中症や冬に多いしもやけ，凍傷，肺炎や脳卒中，気管支炎などです。

日本脳炎やマラリアなどは夏に増えた蚊が媒介することで起こるため，季節病とも言えます。

　気象病も季節病も体調や精神状態が低下しているときに起こりやすくなります。ストレスは大きな原因のひとつです。天気が変わるときや季節の変わり目にはなるべくストレスを少なくするように努め，気候に合った服装をするように説明して下さい。

　最近は天気予報で，気象，気候の変化，花粉の飛散状況，黄砂の発生状況などを細かく教えてくれます。健康のためにこれらの情報を上手に利用するように説明して下さい。

第12章

産業医が知っておくべき腰痛の考え方と対応法，そして専門医に紹介したほうがよいとき

▶ 産業医には，腰痛が業務上の原因，すなわち労災かどうかの判断をする必要も義務もなく，判断は労働基準局が行うものですが，やはり，労働基準法施行規則第35条および業務上腰痛の認定基準の知識はあるほうがよいと思われます（**表1**）[1]。これによれば，以下が業務上腰痛の認定基準になっています。

- 業務中に急激な力が作用して腰痛をきたした場合

- 腰痛の既往があり，それを著しく増悪させた場合

- 怪我によらない場合でも，腰部に過度の負担がかかり業務に起因して発症した場合

表1 業務上腰痛の認定基準（昭和51年10月16日基発第750号）

業務上腰痛の認定基準等について

1 災害性の原因による腰痛

業務上の負傷（急激な力の作用による内部組織の損傷を含む。以下同じ。）に起因して労働者に腰痛が発症した場合で，次の二つの要件のいずれをも満たし，かつ，医学上療養を必要とするときは，当該腰痛は労働基準法施行規則（以下「労基則」という。）別表第1の2第1号に該当する疾病として取り扱う。

(1) 腰部の負傷又は腰部の負傷を生ぜしめたと考えられる通常の動作と異なる動作による腰部に対する急激な力の作用が業務遂行中に突発的なできごととして生じたと明らかに認められるものであること。

(2) 腰部に作用した力が腰痛を発症させ，又は腰痛の既往症若しくは基礎疾患を著しく増悪させたと医学的に認めるに足りるものであること。

2 災害性の原因によらない腰痛

重量物を取り扱う業務等腰部に過度の負担のかかる業務に従事する労働者に腰痛が発症した場合で当該労働者の作業態様，従事期間及び身体的条件からみて，当該腰痛が業務に起因して発症したものと認められ，かつ，医学上療養を必要とするものについては，労基則別表第1の2の第3号2に該当する疾病として取り扱う。

（文献1より作成）

▶ 腰痛で産業医が専門医に紹介したほうがよい場合は，直接本人が産業医に相談に来る場合と，職制を通じて相談がある場合の2通りが考えられます。

▶ 一般的には，急激で強い腰痛，発熱を伴う頑固な腰痛，安静時痛を伴う頑固で進行性の腰痛，下肢の運動麻痺や排尿障害，排便困難を伴っている，業務や日常生活に特に支障をきたしている，などの場合は要受診になると考えます。

▶ 以下に7つのケースを想定して説明します。

1 既にどこかの整形外科，医療機関を受診していて，治療経過が思わしくなくて不安を感じている場合

▶ 既に専門医に診てもらっているので，引き続き同じ担当医に診てもらうように助言するのが原則です。しかし，中には患者が転医を希望するあまり，相談を申し出る場合があります。どうしてももっと大きな病院で診てほしいなどの希望が強く，本人が今かかっている先生に相談できないと主張する場合で，その症状が日常生活や通常の業務に支障をきたす程度のものであれば他医に紹介します。

2 いまだ医療機関を受診していないが，日常生活や業務に支障をきたす程度の腰痛になってきた場合

▶ 日常生活や業務に支障をきたしている場合は，専門医に紹介したほうがよいと思います。もちろん紹介状を書くまでもなく，早期に受診するように指導するだけで終わる場合もあります。

3 比較的急に腰痛（下肢の症状を伴うものも含む）が生じてきて，結構辛くて日常生活や業務に支障をきたす場合

▶ 上記2と同じく日常生活や業務に支障をきたしている場合は，専門医に紹介したほうがよいと思います。もちろん，2と同様に紹介状を書くまでもなく，早期に受診するように指導するだけで終わる場合もあります。

4 本人はさほど困っていないが，メディアや知人等からの話を聞き不安になってきた場合

▶ 腰痛や痺れ感をきたしているが，あまり困らない程度であるものの，各種メディアが怖い腰痛を取り上げていたのを視聴したり，知人・友人・親戚などが放置していた腰痛がとても大変なことになってしまったというのを聞いたりして，不安になってきた場合などに，相談に乗ってあげることは大事です。
▶ 産業医が整形外科医であれば適切な判断が可能ですが，そうでない場合は，症状が頑固である・増悪している・安静時にも痛む，といった特徴があれば，受診を促し，紹介状を書いてもよいでしょう。

5 勤務中に突然腰痛をきたして，業務の継続が困難になっている場合

▶ 尿路結石や大動脈解離などがありうるので，急激かつ激烈な痛みはすぐに救急病院に

受診させます。

▶受傷機転が，業務上腰痛の認定基準に相当し，腰痛で現在受診していない場合は労災保険で受診させます。

▶腰痛で治療中の場合は，労災保険を使うかどうかの判断は難しいですが，受傷機転が軽微なものと判断すれば，健康保険で受診させます。

⑥ 腰痛あるいは下肢の痺れ感などをきたしているが，いまだ医療機関を受診していない場合

▶接骨院や整体で施術を受けている場合もあります。なかなか治らないが，日常生活や業務の障害は起きていない場合は，一度整形外科医を受診してみてはどうかと提言します。

⑦ 頑固な腰痛が続いていて，発熱の併発や，下肢の運動麻痺や排尿障害も起きている場合

▶この場合は，腫瘍性疾患（がんの転移など）・感染症〔化膿性脊椎炎や結核性脊椎炎（カリエス）〕・脊髄神経の圧迫が高度な状態などを疑い，要受診であるため，専門医に紹介します。

◀文献▶

1) 厚生労働省：業務上腰痛の認定基準について（昭和51年10月16日基発第750号）.（2024年9月23日アクセス）
https://www.mhlw.go.jp/web/t_doc?dataId=00tc0355&dataType=1&pageNo=1

私の腰痛35年史
整形外科医が腰の手術を受けたら～2回の手術の体験談

▶医師がすべての病気や怪我を自分で経験することはもちろん不可能です。患者の痛みや不安を理解しましょう，と言われても限界があります。しかし，経験の浅い若い医師と経験の深い年配の医師の医療技術の差は，単に医学的知識や経験，スキルが上ということだけではないと思います。そこには，人間としての様々な人生経験や喜怒哀楽，さらに自分自身が痛みを感じたり，病気や怪我をしたりしたという，患者側の経験をしてきたことも大きいと考えています。

▶本書を読まれる医師の方にも，既に入院あるいは手術を受けた経験がある方もいると思います。筆者は医師になって43年，現在68歳の整形外科医ですが，自然気胸を3回し開胸手術も胸腔鏡手術も受け，脳梗塞も患い，5年前には食道癌で内視鏡手術を受けています。幸い食道癌は早期で術後5年を過ぎた今も無事に生きています。

▶そして14年前，54歳のときに腰部脊柱管狭窄症で腰椎の除圧固定術を受けています。さらに3年前の65歳時に1つ上の部位の椎間板ヘルニアの手術も受けています。その2回の腰椎の手術経験で得たものを疑似体験して頂ければ幸いです。

▶図1は術前の筆者のX線腰椎側面像の経過，図2は第1回目の手術後のX線写真です。

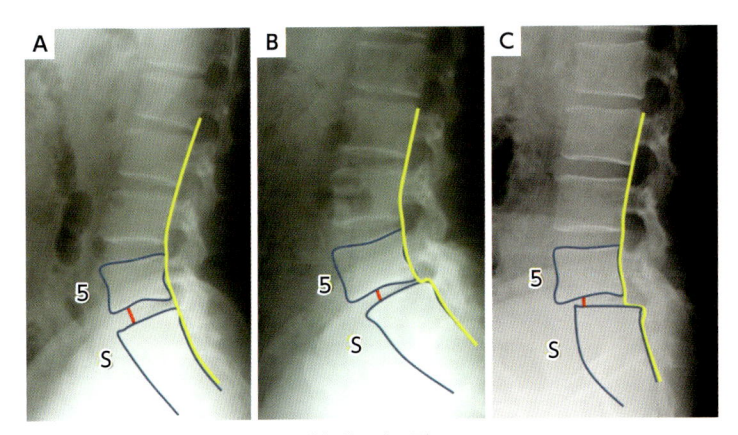

図1　筆者のX線腰椎側面像（術前の経過）
A：44歳時
B：48歳時
C：54歳時
年齢とともに徐々に第5腰椎と仙椎（S）の間が狭くなり，第5腰椎が前方にすべって，腰部脊柱管狭窄症に加えグラグラな状態になっている

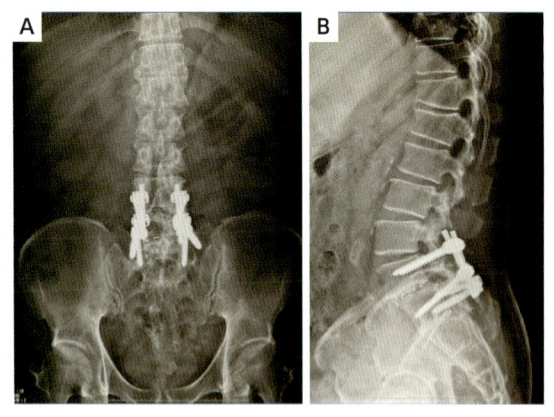

図2　筆者54歳時，第1回目の手術後のX線写真
A:正面像，B:側面像

▶筆者が最初に腰痛を感じたのは30歳の頃でしたが，腰痛に特に興味があった整形外科医として，腰椎椎間関節症（ファセットペイン）と考えて放置していました。30歳半ば頃から，右の下肢に痺れと痛みが生じ，MRIで小さな椎間板ヘルニアが見つかりました。

▶40歳を超えた頃から，腰痛や下肢痛をきたす頻度が多くなり，X線で分離症ではないL5腰椎変性すべり症がみられました。MRIでは脊柱管がやや狭窄しています。ビタミンB$_{12}$だけを服用しながら，仕事もゴルフも普通にこなしていました。

▶45歳頃には，通勤電車の中でじっと立っていることが辛くなるようになりました。ジクロフェナク37.5mgを朝1錠飲み，プロスタグランジン製剤も服用していました。第5腰椎のすべりが大きくなってきて，間欠性跛行もときどき起こるようになり，椎間板ヘルニアから腰椎すべり症と脊柱管狭窄症になっていました。

▶友人の整形外科医に5回硬膜外ブロックをしてもらい，しばらくは腰痛も下肢痛も減りましたが，やはり再発してきます。それでも，足の痺れは残るものの痛みを忘れて仕事ができるので，このようなものだと思っていました。

▶50歳頃になるとさらにすべりがひどくなり，椎体の間がグラグラになる不安定性脊椎症も合併してきました。さすがにこの頃になると，足の動きが悪くなる運動麻痺が起こったら手術を受けよう，と考えていました。それでも仕事は普通にこなせましたし，特に不安に思うこともありませんでした。ジクロフェナクは相変わらず毎日1〜2錠飲んでいました。当時はプレガバリン（リリカ®）やミロガバリン（タリージェ®）がまだ一般的でなかったので服用していません。

▶2011年12月，54歳になった筆者は，右足の爪先立ちができないという運動麻痺があることに初めて気づきました。痛みや痺れのような感覚障害は我慢してもよいのですが，運動麻痺や膀胱直腸障害は時間が経てば経つほど，手術をしても回復しない確率が高くなります。そこで整形外科医で脊椎外科専門医の親友に手術をしてもらうことにしました。多くの腰椎手術をしてきた筆者は，自分の神経が開放されると思ったら，手

術が待ち遠しいくらいでした。

▶ 手術は全身麻酔で行われ，2時間ほどで無事に終わりました。第5腰椎と第1仙椎間の脊柱管の後方の椎弓の除圧と金属による固定術です。術直後は腰部に強い痛みがありましたが，翌日からは腰痛も下肢痛もゼロではないですが少なくなっていました。皮膚の傷や切った筋肉の痛みは手術すれば当然あると思っていたので，処方された鎮痛薬を適当に飲みながら無視していました。

▶ 術後3日目からは，硬性コルセットを着用して，歩行器で院内を歩き回るようにしました。右の爪先立ちも少し弱々しいながらできるようになっています。下肢の痛みはほとんどないのですが，痺れは両足に少しは感じます。手術が無事に済んだという解放感とうれしさで，日中はひたすら病院内を歩き，爪先立ちの筋力トレーニングを行い，術後10日で退院しました。

▶ 術後12日目の1月10日から，患者として硬性コルセットを着けたまま，医師として外来診療を開始しました。手術で削った腰椎の骨を前方の椎体の間に骨移植してあります。上下のグラグラの椎体を固定しないと神経麻痺が再発する危険があるため，椎弓切除に前方の椎体間固定術を併用しています。さらに金属で固定していますが，金属は早くベッドから立ち上がるための一時的なもので，移植した骨片により上下の椎体がしっかり癒合するまでは油断できません。

▶ あまり腰を曲げると移植した骨がずれるかもしれないので，狭いマンションの風呂で腰を曲げないように6カ月間は浴槽には入らず，立ったままでシャワーだけを使っていました。

▶ 医院ではコルセットの上に薄いニットのベストを着て診療を続けました。5カ月間は寝るとき以外，硬性コルセットをきっちりと着けて過ごしました。仕事は普通に行い，もちろんゴルフはしません。5カ月後からは軟性コルセットを1カ月だけ着け，6カ月目からコルセットは外しました。右下肢の運動麻痺は完全に回復しています。しかし両足の痺れは少し残っていましたが，腰椎の手術後に下肢の痛みや麻痺がなくなっても痺れが残ることは普通なので，特に気にしませんでした。

▶ 勤務医時代に腰椎の手術もたくさんしてきた筆者は，移植した骨がとりあえず落ち着くまでに3カ月ほどかかり，本当にしっかり癒合するまでには1年あるいは2年かかると考えていたため，術後2年までは，ゴルフは軽くスイングする程度にとどめていました。その後，CTなどの検査で骨の癒合が良好なことも確かめつつ，手術後2年経った頃から，相変わらず下手ですが，ゴルフでフルスイングするようにしました。

▶ 周りの人に，手術して金属まで入っているのに信じられないと言われましたが，骨さえしっかり癒合すれば怖くありません。ボールも手術前よりも飛ぶようになりました。もちろん無理はせず上手になることは諦めて，健康のためにゴルフをしていました。

1つ上の部位に腰椎椎間板ヘルニアが

▶ 腰椎は5つの椎体が上下に連なっています。腰を曲げたり伸ばしたり捻ったりした際に，この5つの椎体間が万遍なく平均的に曲がったり伸びたりするわけではありませ

ん。多くの場合，第4腰椎と第5腰椎の椎間か，第5腰椎と第1仙椎間がよく動くことがほとんどです。それゆえ椎間板が後方に脱出して神経を圧迫する腰椎椎間板ヘルニアは，約85％が第4・5腰椎間か第5腰椎・第1仙椎間で生じます。筆者の場合は第5腰椎と第1仙椎間が一番よく動いていたために，この部分のヘルニアを生じ，さらに年月の経過とともに第5腰椎が徐々に前方へすべって腰椎すべり症と脊柱管狭窄症を生じていました。

▶ また，この部分がグラグラし不安定になっていました。手術によるこの部分の除圧で脊柱管を開放して，骨移植と金属で固定すると，確かに不安定性は止まりましたが，手術以降は腰の前屈がかなり窮屈になりました。

▶ しかし腰はある程度は曲げたり伸ばしたり捻ったりしないと生活できません。さすがにゴルフでは庇ってスイングしたとしても，腰椎は少なからず動いています。頚椎でも腰椎でも，ヘルニアや脊柱管の狭窄を生じている椎間にはほぼ不安定性があります。単にヘルニアを除去するだけ，あるいは骨を削って脊柱管を開放するだけだと，将来またヘルニアや脊柱管狭窄症を再発する危険性があり，固定術を追加する必要性が生じる場合があるわけです。しかし固定すれば，今度は固定した椎間の上下のどちらかが動かざるをえません。

▶ 筆者の場合は腰椎の一番下の第5腰椎と第1仙椎間をしっかり固定してあるので，そのすぐ上の第4腰椎と第5腰椎間が動かざるをえないわけで，いつかはこの部分にもヘルニアや脊柱管狭窄症を生じる可能性は十分にありますが，それは20年ほど後だろうから，70歳半ばまで第1回目の手術がもてば御の字だと考えていました。

▶ しかし手術を受けて10年経過した64歳の頃から，右の下肢痛が再び出現してきました。また，術後11年目の65歳時には右下肢の筋力低下をきたすようになりました。1回目の手術を執刀してくれた友人の診察を受け，今度は第4・5腰椎間の椎間板ヘルニアが原因だとわかりました。ジクロフェナク37.5mg，ビタミンB$_{12}$，プレガバリン（リリカ®）を服用すれば痛みは軽減しますが，筋力低下が治りません。痛みと痺れだけなら我慢しても問題ありませんが，筋力低下があるので，残念ながら手術を受ける必要があると思いました。

2回目の手術

▶ 仕方なく，65歳時に2回目の腰椎の手術を受けました。今度は脊柱管全体が狭くなっている脊柱管狭窄症ではなく，単純に椎間板ヘルニアが右の脊柱管と神経根の出口に飛び出していたのと，不安定性はあまりなかったために固定術は行わず，椎間板ヘルニアだけを摘出することになりました。

▶ 前回と同じ友人の整形外科医の執刀により，全身麻酔で手術をしてもらいました。1回手術をした部分は組織の癒着が生じて，2回目の手術の難易度はかなり高くなります。脊柱管内には馬尾神経が通り，神経根を左右に出しているので2回目の手術は簡単ではありません。それゆえ同じ部位の将来の再発を防止するために固定術も併用していました。今回の手術は1つ上の部位の椎間板ヘルニアの手術なので，組織の癒着はほとん

どありません。執刀医は何千例も脊椎の手術をしている医師なので，手術は1時間弱で無事に終わりました。

4日間だけ入院し，術前につくっておいた軟性のダーメンコルセットを装着し，4日目に立つ練習をして5日目には退院，6日目からコルセットを着けたまま神戸で外来診療を再開しました。右下肢の筋力低下は治りました。

1回目の手術後も2回目も，離床や仕事の復帰が一般の方よりずいぶん早いですが，これは筆者が脊椎の手術の経験もあり，コルセットの重要性や日常生活の注意などをよくわかっているため，執刀医と相談の上，早期に退院させてもらい，仕事を再開しています。

1回目の術後13年，2回目の術後3年の68歳の現在に至るまで，腰痛がときどき起こり，両足の痺れも完全には治ってはいませんが，大きな支障はなく生活ができています。さらに次の部分が悪くなる頃には人生を引退しているはず，と気楽に考えています。ただ，ゴルフは年1〜2回程度に減らし，練習もまったくしていません。年をとればゴルフの上手な友人たちも飛距離が落ちてくるので，その頃に下手なりに友人たちと一緒にラウンドできればよいと気楽に考えています。

相変わらずビタミンB_{12}は末梢神経に効果があると思って飲んでいますが，たまに起こる腰痛は筋肉性か椎間関節性で大したことはないと決めつけ，早めに湿布を貼り，たまには鎮痛薬も飲む程度です。そして何より診療中の患者に対する腰痛の説明通りに，座ったまま身体を左右前後に軽く動かす体操を欠かしていません。

手術をしてくれた医師にはいつも感謝するとともに，健康保険で高価な手術費用を安くすることができるわが国の制度にも感謝しています。腰の奥に入ったままの金属は，火葬場まで持って行くつもりです。

この筆者の腰痛および手術の体験談を読んだ医師は，ふむふむと納得される方と，何だ，自分はこのように克服したという自慢話か，と感じる方の2通りがあると思います。筆者が整形外科医だからですが，自分の専門領域の病気に対する「理解」「納得」が十分できて，手術を受けることに対しても「粛々と」「不安に思わず普通に」対応してきた歴史だと思います。ところが日々外来に来院する腰痛患者の多くは，痛みだけではなく不安もかなり強いと感じます。さらに整形外科以外の医師も腰痛で来院しますが，むしろ医師のほうがよく知っているだけに不安が強いと思います。

しかし，筆者の知り合いの整形外科医で腰椎の手術を受けた医師は少なくとも7人いて，そのうち2人は再手術も受けていますが，彼らが腰痛や手術に不安を感じたり，心配したりしているのを聞いたことがありません。つまり，自分の専門のことならば多くのことを理解しているので，冷静に対応できるのです。

筆者もある朝目覚めたら，目がボーッとかすんで緑内障かもしれないととても不安になり，大慌てで朝一番に眼科を受診したことがあります。「目が乾燥して角膜に傷が入っただけなので点眼薬を使えばすぐ治るでしょう」と言われてやっとホッとした思い出があります。ましてや一般の患者なら，病気に対する不安は想像に難くありません。

▶ しかし，手術をするときに医師が患者に説明するのは「この理由で手術が必要です」「手術しても治らないことも感染が起こることもあります」「入院はおよそ2週間です」くらいだと思います。でも，患者はもっともっと聞きたいことがあります。「成功の確率は？」「結果が悪いときは寝たきりにならない？」「手術費用はいくらくらいかかるのか？」「退院してすぐ仕事に就ける？」「コルセットはいつまで着ける必要がある？ 24時間中何時間着ければよい？」「ゴルフはいつからできる？」「セックスはいつからしてもよい？」「セックスするならどの体位が安全？」手術前も手術後も，退院してからもいっぱい疑問があると思います。経済的なことやセックスのことなど，医師には聞きづらいこともあるでしょう。

▶ もちろん，すべての患者の疑問や不安に答えることはできませんが，できる限りそれらに対して納得してもらえるように説明することが大切です。「術後はしばらく安静にしなさい」と言われても「いつまで，どの程度の安静？ 絶対安静なのか，多少は動いてもよいのか」「仕事や家事はいつから可能なのか」といった質問に対し，具体的な日数を説明することは無理としても，ある程度の目安を患者は知りたいはずです。医師であれば，いつ病院に復帰できるのか，いつから仕事を再開できるのかなど，切実なのは医師だけでなく一般の方も同じです。

▶ そして術後の説明を聞いて，必要以上に慎重に生活する患者もいれば，自分なりに解釈して医師に言われた通りにしない患者もいます。患者の性格をよく見きわめる必要があります。おとなしい人と活動的な人，悲観的な性格と楽観的な性格，几帳面とアバウト，それらを総合的に理解して患者を指導することが重要です。

▶ 術後に硬性コルセットを着けて，点滴台ごと病室の狭いトイレに入ったときの不便さは忘れられません。いちいち点滴チューブが絡みます。排便しようときばろうにも，傷が怖くて下腹に力が入りません。何とか終わって，いざお尻を拭こうとすると，コルセットが邪魔をして手が届かないのです！ きわどく何とか拭いて，トイレを出たら疲れ切っていたことを思い出します。人間慣れれば何とかなるとしても，下（しも）の世話は尊厳にかかわることで，看護師さんを呼ぶのも憚られます。

▶ 筆者が18歳の頃，自然気胸で開胸してブラを縫縮する当時の手術を受けたことがあります。毎日，肺が膨らんでいるかの確認でX線技師さんが病室にポータブル撮影機を持ち込むのですが，いざ撮影するときに若い女性の看護師さんに「X線を浴びるから逃げて」と笑いながら言ったシーンを今でもまざまざと覚えています。筆者は逃げも隠れもできずに毎日X線写真を撮られているのに「逃げて」と技師さんが看護師さんに言う言葉は残酷そのものでした。

▶ 医師は診断し，投薬し，注射し，手術をするという，最も強い権限を与えられたライセンスを持ちます。だからこそ，治療を受ける側の弱い立場の患者の気持ちを少しでも理解し推し量ることが大切だと，入院したり手術を受けたりするたびに肝に銘じています。

索引

次号予告

jmedmook (ジェイメド) 98

心不全治療の現在地

編集　松川龍一 (福岡赤十字病院循環器内科副部長)

2025年6月25日発行！

CONTENTS

jmedmook

偶数月25日発行 B5判／約170頁

定価（本体 **3,800円**＋税）　送料実費
※92号より価格改定
〔前金制年間（6冊）直送購読も承ります〕

編者 井尻慎一郎（いじり・しんいちろう）

井尻整形外科院長

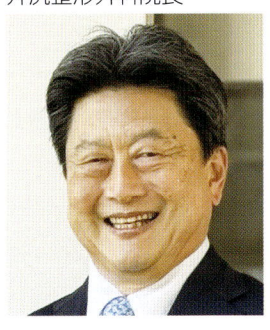

【経歴】
1982年　大阪医科大学卒業
　　　　大阪医科大学一般・消化器外科入局
1984年　京都大学医学部整形外科入局
1990年　京都大学大学院医学研究科博士課程入学，1994年同修了
1994年　神戸市立医療センター中央市民病院整形外科副医長
1996年　同病院医長
1998年　同病院全体の医局長
2000年より現職

【著書】
『曲がる腰にもワケがある─整形外科医が教える、首・腰・関節のなるほど話』(創元社，2011)
『痛いところから分かる骨・関節・神経の逆引診断事典』(創元社，2014)
『腰痛はガンでなければ怖くない』(創元社，2015)
『知りたいことがよく分かる 整形外科Q&Aハンドブック』(創元社，2017)
『健康寿命をのばす！ 整形外科医のカラダの痛み相談室』(創元社，2024)
『ニュースタンダード整形外科の臨床』全11巻の総編集者，第1～3巻の責任編集者
(中山書店，2024年より順次発刊) ほか

あなたも名医！

jmed mook 97 プライマリ・ケア医のための腰痛診療

「ついでに腰も診てほしい」と言われたら

ISBN978-4-7849-6697-4 C3047 ¥3800E

本体3,800円＋税

2025年4月25日発行　通巻第97号

編集発行人　梅澤俊彦
発行所　　　日本医事新報社　www.jmedj.co.jp
　　　　　　〒101-8718　東京都千代田区神田駿河台2-9
　　　　　　電話（販売）03-3292-1555　（編集）03-3292-1553
　　　　　　振替口座　00100-3-25171
印　刷　　　ラン印刷社

© Shinichiro Ijiri 2025 Printed in Japan

謹 告

本書に記載されている事項に関しては，発行時点における最新の情報に基づき，正確を期するよう，著者・出版社は最善の努力を払っております。しかし，医学・医療は日進月歩であり，記載された内容が正確かつ完全であると保証するものではありません。したがって，実際，診断・治療等を行うにあたっては，読者ご自身で細心の注意を払われるようお願いいたします。
本書に記載されている事項が，その後の医学・医療の進歩により本書発行後に変更された場合，その診断法・治療法・医薬品・検査法・疾患への適応等による不測の事故に対して，著者ならびに出版社は，その責を負いかねますのでご了承下さい。

電子版のご利用方法

巻末袋とじに記載された<u>シリアルナンバー</u>を下記手順にしたがい登録することで，本書の電子版を利用することができます。

1 日本医事新報社 Web サイトより会員登録（無料）をお願いいたします。

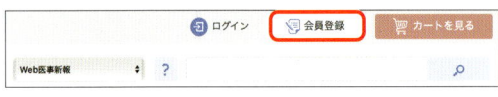

会員登録の手順は弊社 Web サイトの
Web医事新報かんたん登録ガイド を
ご覧ください

https://www.jmedj.co.jp/files/news/20191001_guide.pdf

（既に会員登録をしている方は **2** にお進みください）

2 ログインして「マイページ」に移動してください。

https://www.jmedj.co.jp/files/news/20191001_guide.pdf

3 「未読タイトル（SN 登録）」をクリック。

4 該当する書籍名を検索窓に入力し検索。

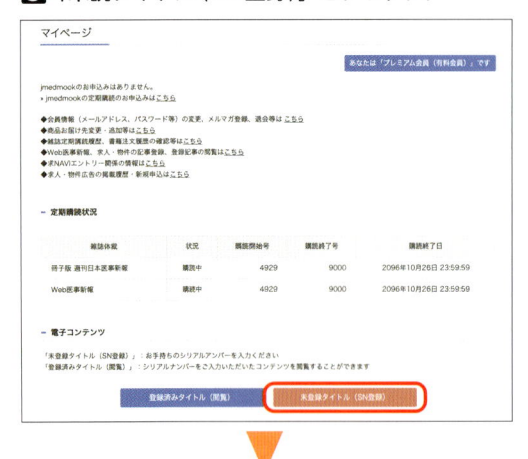

5 該当書籍名の右横にある「SN 登録・確認」ボタンをクリック。

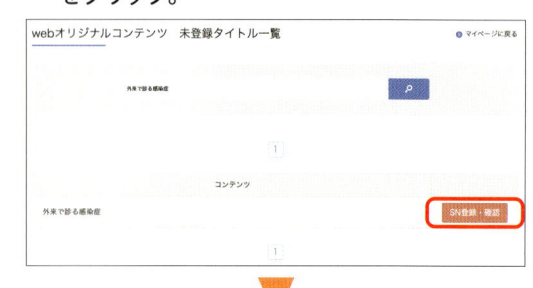

6 袋とじに記載されたシリアルナンバーを入力の上，送信。

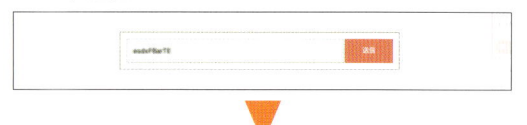

7 「閉じる」ボタンをクリック。

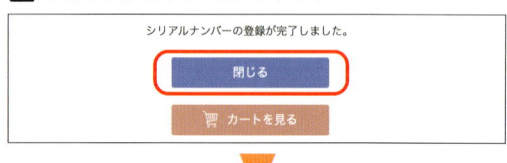

8 登録作業が完了し，**4** の検索画面に戻ります。

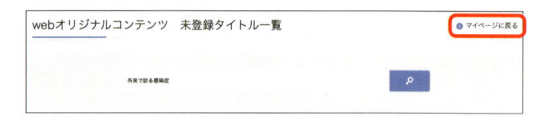

【該当書籍の閲覧画面への遷移方法】
①上記画面右上の「マイページに戻る」をクリック
➡**3** の画面で「登録済みタイトル（閲覧）」を選択
➡検索画面で書名検索➡該当書籍右横「閲覧する」
　ボタンをクリック
　または
②「<u>書籍連動電子版一覧・検索</u>」*ページに移動して，
　書名検索で該当書籍を検索➡書影下の
　「電子版を読む」ボタンをクリック

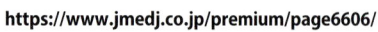

https://www.jmedj.co.jp/premium/page6606/

*「電子コンテンツ」Top ページの「電子版付きの書籍を購入・利用される方はコチラ」からも遷移できます。

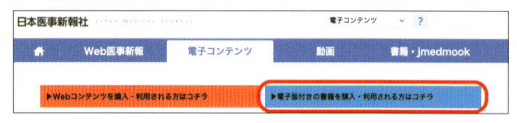